essentials

Essentials liefern aktuelles Wissen in konzentrierter Form. Die Essenz dessen, worauf es als „State-of-the-Art" in der gegenwärtigen Fachdiskussion oder in der Praxis ankommt. *Essentials* informieren schnell, unkompliziert und verständlich

- als Einführung in ein aktuelles Thema aus Ihrem Fachgebiet
- als Einstieg in ein für Sie noch unbekanntes Themenfeld
- als Einblick, um zum Thema mitreden zu können

Die Bücher in elektronischer und gedruckter Form bringen das Fachwissen von Springerautor*innen kompakt zur Darstellung. Sie sind besonders für die Nutzung als eBook auf Tablet-PCs, eBook-Readern und Smartphones geeignet. *Essentials* sind Wissensbausteine aus den Wirtschafts-, Sozial- und Geisteswissenschaften, aus Technik und Naturwissenschaften sowie aus Medizin, Psychologie und Gesundheitsberufen. Von renommierten Autor*innen aller Springer-Verlagsmarken.

Lorenz Peters · Helena Hartmann
Ulrike Bingel · Sven Benson

Der Placebo-Effekt

Wissenswertes für Gesundheitsberufe

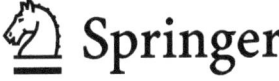

Lorenz Peters
Institut für Didaktik in der Medizin
Universitätsklinikum Essen
Essen, Deutschland

Ulrike Bingel
Zentrum für Universitäre
Schmerzmedizin
Universitätsklinikum Essen
Essen, Deutschland

Helena Hartmann
Klinik für Neurologie
Universitätsklinikum Essen
Essen, Deutschland

Sven Benson
Institut für Didaktik in der Medizin
Universitätsklinikum Essen
Essen, Deutschland

ISSN 2197-6708   ISSN 2197-6716   (electronic)
essentials
ISBN 978-3-662-72191-9   ISBN 978-3-662-72192-6   (eBook)
https://doi.org/10.1007/978-3-662-72192-6

Die Deutsche Nationalbibliothek verzeichnet diese Publikation in der DeutschenNationalbibliografie; detaillierte bibliografische Daten sind im Internet über https://portal.dnb.de abrufbar.

© Der/die Herausgeber bzw. der/die Autor(en), exklusiv lizenziert an Springer-Verlag GmbH, DE, ein Teil von Springer Nature 2025

Das Werk einschließlich aller seiner Teile ist urheberrechtlich geschützt. Jede Verwertung, die nicht ausdrücklich vom Urheberrechtsgesetz zugelassen ist, bedarf der vorherigen Zustimmung des Verlags. Das gilt insbesondere für Vervielfältigungen, Bearbeitungen, Übersetzungen, Mikroverfilmungen und die Einspeicherung und Verarbeitung in elektronischen Systemen.
Die Wiedergabe von allgemein beschreibenden Bezeichnungen, Marken, Unternehmensnamen etc. in diesem Werk bedeutet nicht, dass diese frei durch jede Person benutzt werden dürfen. Die Berechtigung zur Benutzung unterliegt, auch ohne gesonderten Hinweis hierzu, den Regeln des Markenrechts. Die Rechte des/der jeweiligen Zeicheninhaber*in sind zu beachten.
Der Verlag, die Autor*innen und die Herausgeber*innen gehen davon aus, dass die Angaben und Informationen in diesem Werk zum Zeitpunkt der Veröffentlichung vollständig und korrekt sind. Weder der Verlag noch die Autor*innen oder die Herausgeber*innen übernehmen, ausdrücklich oder implizit, Gewähr für den Inhalt des Werkes, etwaige Fehler oder Äußerungen. Der Verlag bleibt im Hinblick auf geografische Zuordnungen und Gebietsbezeichnungen in veröffentlichten Karten und Institutionsadressen neutral.

Springer ist ein Imprint der eingetragenen Gesellschaft Springer-Verlag GmbH, DE und ist ein Teil von Springer Nature.
Die Anschrift der Gesellschaft ist: Heidelberger Platz 3, 14197 Berlin, Germany

Wenn Sie dieses Produkt entsorgen, geben Sie das Papier bitte zum Recycling.

Was Sie in diesem *essential* finden können

- Praxisnahe und nützliche Informationen für alle Beschäftigten im Gesundheitswesen
- Wissenschaftlich fundierte Fakten über die Macht von Erwartungen
- Wissenswertes über die Grundlagen sowie Mechanismen von Placebo- und Nocebo-Effekten
- Gezielte Denkanstöße zur Umsetzung im Arbeitsalltag

Competing Interests Die Autorinnen und Autoren haben keine für den Inhalt dieses Manuskripts relevanten Interessenkonflikte.

Vorwort

Ein Buch über „Nichts"? Über Einbildung? Nein! Placebo- und Nocebo-Effekte sind wissenschaftlich fundierte, physiologisch messbare Phänomene, die bei *jeder* Behandlung (mit)wirken – sei es in der Pflege, der Physiotherapie, bei medikamentösen Behandlungen und sogar bei Operationen.

Dieses Buch zeigt, wie Erwartungen Therapieerfolge prägen: Placebo-Effekte sind Therapieverstärker und lassen sich gezielt nutzen, um Behandlungen zum Nutzen von Patientinnen und Patienten effektiver zu gestalten. Nocebo-Effekte, also negative Erwartungseffekte, können hingegen Therapieeffekte reduzieren, Nebenwirkungen verstärken und Patientinnen und Patienten so zum Abbruch wirksamer Therapien bringen. Mit praxisnahen Beispielen sowie interprofessionellem Wissen aus Forschung und Klinik (u. a. aus dem Sonderforschungsbereich „Treatment Expectation" der Deutschen Forschungsgemeinschaft) geben wir Ihnen konkrete Hinweise an die Hand, um diese Effekte im Berufsalltag – von Altenpflege bis Zahnmedizin – verantwortungsvoll in Ihr tägliches Handeln einzubringen.

Tauchen Sie ein in die faszinierende Welt der Erwartungsforschung und entdecken Sie, wie Sie Kommunikation und Therapien zum Wohl Ihrer Patientinnen und Patienten optimieren können. Viel Freude beim Lesen – und beim Umsetzen!

Essen, Deutschland

Lorenz Peters
Helena Hartmann
Ulrike Bingel
Sven Benson

Wir sind uns der Bedeutung und den Auswirkungen gendergerechter Sprache bewusst. Eine Kennzeichnung der Geschlechter durch neutrale Formulierungen wird angestrebt. Ansonsten wird mit dem Ziel des leichten und verständlichen Leseflusses in zufälliger Abwechslung ein Geschlecht genannt.

Inhaltsverzeichnis

1	**Einleitung**		1
	1.1	Die Kunst des Heilens: Alte Weisheiten neu entdeckt	1
		1.1.1 Im Spannungsfeld von Standardisierung und Empathie	2
		1.1.2 Die symbiotische Wirkung von Wissenschaft und Menschlichkeit	3
		1.1.3 Heilung braucht beides – Evidenz und Emotion	3
	1.2	Eine historische Einordnung	3
2	**Placebo-Effekte in der Medizin: „Viel Wirkung zum geringen Preis"**		5
	2.1	Viel mehr als „Placebo"	7
	2.2	Wie und wo entsteht der Placebo-Effekt?	8
	2.3	Die Mechanismen des Placebo-Effektes sinnvoll nutzen	11
		2.3.1 Die Macht der Erwartung: Kommunikation als Schlüssel	11
		2.3.2 Ethische Integration: Keine Täuschung, sondern Transparenz	19
		2.3.3 Kontextfaktoren: Therapie und Behandlungsumgebung	20
		2.3.4 Klassische Lerntheorien angewandt. Rituale und Assoziationen nutzen	21
		2.3.5 Soziales Lernen: Das Lernen am Erfolg anderer	23

	2.3.6	Vorerfahrungen: Brücken aus der Vergangenheit..................................	23
	2.3.7	Vom Mechanismus zur Beziehung.................	24
2.4	Kommunikationstraining für Gesundheitsberufe: Warum es unverzichtbar ist..		24

3 Nocebo-Effekt „Wenn der Beipackzettel krank macht" 27
- 3.1 Der Nocebo-Effekt 27
  - 3.1.1 Vom Aberglauben zur medizinischen Realität.. 27
  - 3.1.2 Der Preis der Transparenz: Beipackzettel und Therapietreue............................... 28
  - 3.1.3 Vom Labor zur Klinik: Nocebo-Effekte in der modernen Medizin......................... 29
  - 3.1.4 Die Schattenseite der Aufklärung................. 29
- 3.2 Wie entstehen Nocebo-Effekte?......................... 30
- 3.3 Wenn Worte weh tun.................................... 32
  - 3.3.1 Strategien für eine Nocebo-arme Kommunikation................................ 33

4 Der Mensch im Fokus... 35
- 4.1 Das biopsychosoziale Modell............................ 35
- 4.2 Positive Vorbilder – *role models*........................ 40
- 4.3 Stärkung der Gesundheitskompetenz...................... 41
- 4.4 Gemeinsame Entscheidungsfindung, geteilte Verantwortung....................................... 42

5 Fazit 45
- 5.1 Oh, schon vorbei? Zur Wirkdauer und wie sich Placebo-Effekte „haltbar" machen lassen................. 45
- 5.2 Allerletzte Worte...................................... 48

Was Sie aus diesem essential mitnehmen können 51

Literatur.. 53

Über die Autoren

Dr. Lorenz Peters Institut für Didaktik in der Medizin, Center for Translational Neuro- and Behavioral Sciences (C-TNBS), Universitätsklinikum Essen

Dr. Helena Hartmann Klinik für Neurologie, C-TNBS, Universitätsklinikum Essen

Prof. Dr. Ulrike Bingel Zentrum für Universitäre Schmerzmedizin, C-TNBS, Universitätsklinikum Essen

Prof. Dr. Sven Benson MME, Institut für Didaktik in der Medizin, C-TNBS, Universitätsklinikum Essen

Einleitung

1.1 Die Kunst des Heilens: Alte Weisheiten neu entdeckt

Wer hat sie noch nicht gesehen? Die Videoclips von Robotern, die durch ein hypermodernes Krankenhaus flitzen und in Zeiten von Personalmangel die Pflegenden am Patientenbett entlasten. Sie bringen Essen und können die Ausgabe von Medikamenten unterstützen.

Unter moderner „Hochleistungsmedizin" wird der Einsatz innovativer Technologien wie Gen-Therapien, robotergestützter Chirurgie oder künstlicher Intelligenz verstanden, die ermöglicht, durch neu gewonnene wissenschaftliche Erkenntnisse oder Entwicklungen das Diagnose- und Therapiespektrum zu erweitern sowie die Effizienz von Behandlungen zu erhöhen. Mitarbeitende im Gesundheitsbereich agieren hierbei oft als Experten, die standardisierte Protokolle (engl. standard operating procedure; SOP) oder evidenzbasierte Leitlinien abarbeiten – vergleichbar mit Ingenieurinnen, die komplexe Maschinen steuern. Doch während es zum Beispiel zunehmend möglich ist, Therapieentscheidungen durch Algorithmen generieren zu lassen, bleibt eine Frage unbeantwortet: „Wo bleibt der Mensch in dieser High-Tech-Medizin"?

Die Kunst des Heilens hat eine lange Geschichte. Schon in vorchristlicher Zeit nutzten Heiler nicht nur Kräuter und Rituale, sondern – manchmal bewusst, manchmal unbewusst – auch die Macht der Erwartung. Die Überzeugung, dass eine Behandlung helfen wird, kann tatsächlich dazu beitragen, dass sie wirksam ist. Dieser Zusammenhang zwischen der Erwartung und dem Behandlungserfolg ist wichtig, egal ob es um traditionelle Behandlungen oder moderne Therapien geht.

Wenn wir als Mitarbeitende in Gesundheitsberufen wissen, wie wichtig die Erwartung ist, können wir bei unseren Patientinnen die positive Wirkung von

Behandlungen verstärken und Nebenwirkungen vermeiden. Dabei ist ein gutes Verhältnis zwischen dem therapeutischen Team und den Patienten entscheidend für den Behandlungserfolg. Wenn sich Pflegende, Therapeuten, Ärztinnen und ebenso alle anderen Mitglieder der Gesundheitsberufe auf die Bedeutung des Behandlungskontexts und der Patientenbeziehung einlassen, können sie ihre Patientinnen effektiver und sicherer behandeln.

Ein zentrales Beispiel dafür ist der **Placebo-Effekt:** In wissenschaftlichen Studien haben Zuckerpillen Schmerzen effektiv gelindert, wenn die Patienten glaubten, ein „echtes" Medikament zu erhalten. Genauso kann die Wirkung echter Therapien durch diesen Effekt noch verstärkt werden. Ebenso vertragen Patienten neue Medikamente besser, wenn sie von der positiven Wirkung überzeugt sind. Weniger bekannt, jedoch nicht minderbedeutend, ist der **Nocebo-Effekt:** Wenn Patientinnen detailliert über Nebenwirkungen aufgeklärt werden, treten diese häufiger auf – selbst bei der Gabe von Zuckerpillen. Dies zeigt, wie stark sowohl positive als auch negative Erwartungen die Wirkung von Therapien beeinflussen. Um diese spannenden Effekte geht es in diesem Buch.

1.1.1 Im Spannungsfeld von Standardisierung und Empathie

Sie werden es auch in Ihrem Arbeitsalltag erleben, wie sich hier bereits ein ethisches Dilemma abzeichnet: Einerseits fordert die moderne evidenzbasierte Medizin objektive Standards, sorgfältige Dokumentation, eine Unzahl von Messungen und Prozeduren, um Patienten optimal und leitliniengerecht zu versorgen. Andererseits bringt die strenge Fixierung auf Protokolle und Dokumentation eine Abwendung vom Individuum mit all seinen Facetten mit sich. Wenn Pflegende viel Zeit damit verbringen, Daten zu dokumentieren, fehlt die Zeit für den Aufbau einer vertrauensvollen Beziehung zum Patienten, mit möglicherweise negativen Auswirkungen auf den Behandlungserfolg. Eine Antwort auf dieses Dilemma liegt sicherlich nicht in einer Vernachlässigung von Standards und Dokumentation, sondern in einer Entlastung bei diesen Aufgaben, zum Beispiel durch Digitalisierung und einen besseren Personalschlüssel.

1.1.2 Die symbiotische Wirkung von Wissenschaft und Menschlichkeit

Moderne Medizin muss aber kein Entweder-Oder sein: Die Kombination aus Hightech und Empathie kann Therapien verbessern. So zeigte eine Studie der Harvard University, dass Schmerzmittel besser wirken, wenn Ärztinnen einfühlsam kommunizieren. Gleichzeitig nutzen Onkologinnen Kenntnisse über Nocebo-Effekte bewusst, um die Nebenwirkungen von Chemotherapien zu reduzieren und die Therapietreue (Adhärenz) zu stärken – ohne dabei ihre Aufklärungspflichten zu vernachlässigen.

1.1.3 Heilung braucht beides – Evidenz und Emotion

Ob Roboter-assistierte OP oder ein tröstendes Gespräch: Die Medizin der Zukunft sollte Technologie nicht als Gegensatz, sondern als Ergänzung zur menschlichen Zuwendung begreifen. Denn wie viele Beispiele aus der Placebo-Forschung auf den folgenden Seiten zeigen, ist der Glaube an die Heilung oft der erste Schritt zur Besserung – und dieser entsteht durch Respekt, Vertrauen und eine Haltung, die den Menschen in den Mittelpunkt stellt.

1.2 Eine historische Einordnung

Der Begriff „Placebo" (lat. *placere* = „gefällig sein") tauchte erstmals im Mittelalter auf. In Trauerritualen sangen bezahlte Klageweiber „Placebo" und täuschten Trauer vor. Im 18. Jh. nutzten Ärzte wie William Cullen und Samuel Hahnemann Placebos (z. B. Senfpulver, Milchzucker) bewusst zur „Behandlung" von Patienten, ohne sie aufzuklären. Diese frühe Verbindung von Placebo und Täuschung wirkt bis heute negativ nach.

Im 19. Jh. etablierten sich Placebos in der wissenschaftlichen Methodik: Beim „Nürnberger Salzversuch" (1835) diente Schneewasser als Kontrolle – eine Vorform placebokontrollierter Forschung. Eine Arbeit im British Medical Journal zeigte, dass Placebos damals oft abwertend genutzt wurden, etwa um Scheinbehandlungen zu entlarven oder Patienten zu „besänftigen".

Im 20. Jh. gab Henry Beechers Arbeit „The Powerful Placebo" (1955) der evidenzbasierten Medizin ein zündendes Momentum: Seine Beobachtungen an Soldaten, dass die Gabe von Kochsalzlösung schmerzlindernde Wirkung hatte, wenn diese glaubten es sei ein Morphin, führten zur Etablierung randomisierter kontrollierter Studien (engl. randomized controlled trials; RCTs). Placebos wurden nun systematisch als Kontrollen eingesetzt, sie blieben aber ethisch umstritten (Deklaration von Helsinki, 1964). In den RCTs wurden dann auch Nocebo-Effekte deutlich, also Nebenwirkungen unter Scheintherapien.

In den letzten Jahrzehnten hat die Forschung das Verständnis der Mechanismen von Erwartungseffekten radikal gewandelt: Neurowissenschaftliche Studien belegen, dass sowohl Placebo- als auch Nocebo-Effekte reale physiologische Prozesse in Gehirn und Körper auslösen, etwa die Ausschüttung von Endorphinen oder die Modulation des Immunsystems – wie eine „körpereigene Apotheke".

Diese Erkenntnisse trugen dazu bei, dass heutzutage Placebo- bzw. Erwartungseffekte weit über Aspekte wie „Einbildung", Täuschung oder die ethisch fragwürdige Idee einer „Behandlung" mit Placebos hinausgedacht werden müssen und sie als ständiger Begleiter jeder medizinischen Behandlung gesehen werden sollten, welche die Wirksamkeit und Verträglichkeit von Medikamenten aber auch von nicht-medikamentösen Therapien fundamental beeinflussen kann – zum Guten wie zum Schlechten.

Placebo-Effekte in der Medizin: „Viel Wirkung zum geringen Preis"

2

Der Begriff „**Placebo**" bezeichnet im engeren Sinne Scheinmedikamente ohne pharmakologische Wirkstoffe, die lediglich Hilfsstoffe wie Farb- oder Geschmacksstoffe enthalten. Im weiteren Sinne umfasst er auch Scheinprozeduren, von nichtinvasiven Therapieritualen über Scheinakupunktur bis hin zu simulierten Operationen. Doch **Placebo-Effekte** sind viel mehr. Sie sind **Teil einer jeden medizinischen Behandlung**, ob es sich um hochwirksame Antikörpertherapien oder um medizinische Prozeduren wie einen Herzklappenersatz handelt. Sie entfalten sich ebenso durch Interaktionen z. B. in der Pflege, Psycho- und Physiotherapie, wo Zuwendung, Kommunikation und therapeutische „Rituale" Erwartungen wecken, welche wiederum messbare physiologische und psychologische Effekte auslösen. Studien belegen, dass Placebo-Effekte bei einer Vielzahl von Erkrankungen messbar sind, darunter z. B. Psoriasis, Reizdarmsyndrom oder Asthma. Besonders ausgeprägt sind sie bei Schmerzen, Depressionen und Angststörungen, wo bis zu 70 % des gesamten Behandlungserfolgs der medikamentösen Therapien auf Placebo-Effekte zurückgeführt werden können. Diese Wirkung zeigt sich vor allem in subjektiven Symptomberichten, aber teils auch in objektiven Parametern wie gesenktem Blutdruck, verbessertem Schlafmuster oder gestärkter Immunantwort. Die wichtigste Erkenntnis dabei ist, dass Placebo-Effekte kein Zufallsprodukt sind, sondern auf komplexen neurobiologischen Prozessen beruhen: Die Erwartung einer Besserung aktiviert etwa endogene Schmerzhemmsysteme, moduliert Stresshormone wie Cortisol oder stimuliert die Ausschüttung von Botenstoffen wie Dopamin, die Motivation und Wohlbefinden steigern.

▶ Vom Placebo-Effekt wird dann gesprochen, wenn nach Einnahme eines Medikaments oder einer anderen Therapie eine gewünschte psychische oder körperliche Reaktion eintritt, die jedoch nicht auf im Medikament enthaltene Wirkstoffe oder ein spezifisches Wirkprinzip der Behandlung zurückzuführen ist.

In vielen Gesundheitsberufen wie zum Beispiel in der Pflege, spielt die systematische Nutzung von Placebo-Effekten eine oft noch unterschätzte Rolle. Und das, obwohl gerade hier das Potenzial besonders hoch ist. Pflegende haben meist einen häufigen und engen Patientenkontakt. Sie können durch empathische Kommunikation, beruhigende Berührungen oder das bewusste Setzen von Routinen die Erwartungshaltung von Patienten positiv beeinflussen. Eine einfache, zuversichtlich vermittelte Aussage wie: „Diese Behandlung hat Vielen geholfen" kann bereits physiologische Reaktionen auslösen – etwa eine Reduktion der Herzfrequenz bei Unruhezuständen oder eine veränderte Hormonfreisetzung durch Stressreduktion. Auch eine ansprechende Gestaltung der Umgebung, oder ritualisierte Abläufe bei der Medikamentengabe, stärken das Sicherheitsgefühl und potenzieren so die Wirkung anderer Therapien. Studien zeigen, dass allein die Präsenz einer vertrauensvollen Pflegekraft die Schmerzwahrnehmung senken kann, selbst wenn keine analgetischen Mittel verabreicht werden.

In der Physiotherapie nutzen und fördern Therapeutinnen Placebo-Effekte, wenn sie etwa die Effektivität und Wirkweise bestimmter Übungen erklären und so die Erwartung, Motivation und letztlich die Adhärenz ihrer Patienten steigern. Auch das Umfeld mit modernen Geräten zur Bewegungsunterstützung kann ebenso wie das professionelle Verhalten der Therapeutin die Erwartungshaltung beeinflussen. Die Überzeugungskraft der Mitarbeitenden spielt hier eine Schlüsselrolle: Wenn Physiotherapeuten fundiert und optimistisch vermitteln, dass eine Bewegungstherapie die Mobilität und das Wohlbefinden verbessert, steigt die Wahrscheinlichkeit, dass Patientinnen Schmerzschwellen überwinden oder Muskeln aktivieren, die zuvor „blockiert" schienen. Selbst scheinbar banale Handlungen wie das Auflegen warmer Kompressen oder das rhythmische Begleiten von Dehnübungen können Therapien verstärken, indem sie Sicherheit vermitteln und die Selbstwirksamkeitserwartung der Patienten stärken.

Die häufig unterschätze Wertigkeit der „Ressource" Mensch, die durch Zuwendung, Empathie und die Fähigkeit, Hoffnung zu vermitteln Therapien wirksamer macht, ist im Vergleich zu anderen Therapien kostengünstig. In Zeiten knapper Gesundheitsbudgets unterstreicht dies den Wert nicht-pharmakologischer Ansätze, entweder alleinig oder im Zusammenhang mit Goldstandardtherapien. Die nachweisliche Effizienz fordert aber auch die angemessene Finanzierung dieses zeitlichen Einsatzes. Gleichzeitig wirft es Fragen auf: Wie können Pflegekräfte und

Physiotherapeutinnen gezielt geschult werden, um Placebo-Effekte ethisch verantwortungsvoll einzusetzen?

Um es ganz klar zu sagen: Wir möchten nicht dazu aufrufen, Patienten mit Placebos zu täuschen. Wir möchten der Frage nachgehen, wie sich die Wirksamkeit von pflegerischen Maßnahmen, Medikamenten und Therapien durch Placebo-Effekte steigern lässt, um das Beste für Patienten zu erreichen. Denn Placebo-Effekte sind schon lange kein wunderliches Randphänomen der Medizin mehr, sondern integraler Bestandteil einer jeden Behandlung. Diese Erkenntnis fordert dazu auf, die menschliche Interaktion in der Medizin neu zu bewerten und ihr Potenzial systematisch zu nutzen.

2.1 Viel mehr als „Placebo"

Der Placebo-Effekt ist kein bloßer Zufall, kein Messfehler, keine Einbildung. Er ist nachweislich ein komplexes Zusammenspiel psychologischer und neurobiologischer Mechanismen, die erst zu Teilen wissenschaftlich untersucht und verstanden sind und sich zwischen einzelnen Menschen, ebenso wie zwischen verschiedenen Erkrankungen und Symptomen unterscheiden. Die Grundannahme ist, dass sich jede medizinische Behandlung aus zwei Anteilen zusammensetzt: Dem spezifischen Effekt des Wirkstoffs bzw. der Intervention (**Verum**) und weiteren Anteilen. Letztere beinhalteten zum einen Veränderungen durch den natürlichen Verlauf der Erkrankung (z. B. werden die Symptome eines grippalen Infekts innerhalb einiger Tage von allein besser), aber auch weitere **unspezifische Wirkungen,** unter anderem den „Hawthorne-Effekt" (siehe Abb. 2.1). Dieser besagt, dass sich das Verhalten von Menschen verändert, wenn sie beobachtet werden. Auf der anderen Seite tragen Erwartungs- bzw. **Placebo-Effekte** zum Nutzen einer Behandlung bei. Sie sind in gewissem Maße veränderbar und sollen daher im besonderen Fokus dieses Buches stehen.

Klinische Studien hoher Qualität sind in der Regel placebokontrolliert, um die spezifischen Effekte eines Wirkstoffes oder einer Prozedur nachzuweisen. Denn nur in der nachgewiesenen Überlegenheit gegenüber einem Scheinmedikament oder einer Scheinbehandlung zeigt sich die spezifische, intrinsische Wirksamkeit einer neuen Behandlung. Dabei ist es wichtig, dass weder Versuchspersonen noch Studienärzte über die Zuweisung zur Verum- und Placebogruppe informiert sind (sog. Doppelverblindung). So lassen sich Erwartungen auf beiden Seiten, der Versuchspersonen und der Forschenden, reduzieren. Die Studien werden randomisierte kontrollierte Studien (engl. randomized controlled trials; RCTs) genannt. Randomisiert bedeutet dabei, dass die Versuchspersonen nach dem

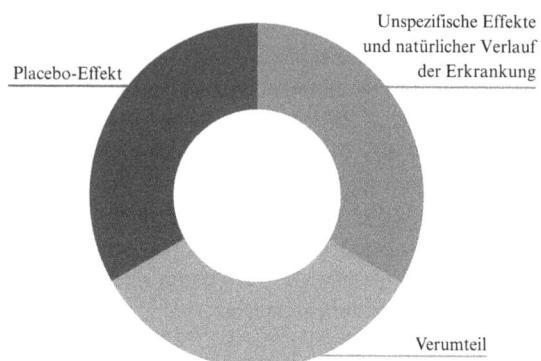

Abb. 2.1 Schematische Darstellung verschiedener Anteile der Therapiewirkung. (Grafik erstellt mit Canva)

Zufallsprinzip in die Gruppen eingeteilt werden; kontrolliert, dass neben dem Verum auch ein Placebo zur Kontrolle gegeben wird. In der Auswertung kann dann auch der Placebo-Effekt erkannt werden, indem die Ergebnisse in der Kontrollgruppe betrachtet werden. Denn auch in der Kontrollgruppe stellen sich oftmals deutliche Verbesserungen in der Symptomatik ein, obwohl „nur" ein Placebo gegeben wurde. Leider ist es dabei nur sehr selten möglich, diesen Anteil weiter zu differenzieren und zu bewerten. Dazu wären sogenannte „natürliche" (nicht behandelte) Kontrollgruppen notwendig. Erst mit solchen nicht behandelten Kontrollgruppen ließe sich genauer differenzieren, welchen Anteil „unspezifische" Effekte wie etwa der natürliche Verlauf von Krankheiten und welchen Anteil „spezifische" Placebo-Effekte, wie die Kommunikation und Interaktion mit Patienten, am gesamten Placebo-Effekt haben. Solche Fragestellungen sind wissenschaftlich ausgesprochen spannend, aber für den Wirknachweis neuer Therapien nicht notwendig. Daher sind natürliche Kontrollgruppen gewöhnlich in den randomisierten kontrollierten Studien nicht enthalten.

2.2 Wie und wo entsteht der Placebo-Effekt?

Doch wo genau entsteht der Placebo-Effekt? Die Antwort liegt im zentralen Nervensystem. Neurobiologische Studien zeigen, dass positive Erwartungen die „körpereigene Apotheke" aktivieren. Diese umfasst je nach Symptom verschiedene Netzwerke im Gehirn, Rezeptoren und Botenstoffe. Ein gut untersuchtes Beispiel ist die Placebo-Analgesie oder -hypoalgesie, also eine durch Placebo-Effekte herbeigeführte Schmerzlinderung: Erwartet ein Patient eine Schmerzlinderung,

2.2 Wie und wo entsteht der Placebo-Effekt?

setzt das Gehirn Neurotransmitter, sogenannte endogene **Opioide**, frei, die ähnlich wie Morphine wirken. Gezeigt wurde dies bereits in den 1970er-Jahren, als in einem pharmakologischen Experiment mithilfe des Opioid- Blockers Naloxon der schmerzlindernde Erwartungseffekt aufgehoben wurde. Später entdeckte man, dass auch **Dopamin** – ein Botenstoff, der Belohnung und Motivation steuert – eine zentrale Rolle spielt. Bei Parkinson-Patienten führte allein die Erwartung einer wirksamen Therapie – so zeigte es eine Studie aus dem Jahr 2001 – zu einer verstärkten Dopaminausschüttung und damit zu messbaren Verbesserungen der Beweglichkeit. Auch körpereigene **Cannabinoide** und deren Rezeptoren sind an einer Reihe von Placebo-Effekten beteiligt. Moderne Bildgebungsverfahren wie die funktionelle Magnetresonanztomographie (fMRT) machen sichtbar, dass Placebo-Effekte zum Teil dieselben Hirnregionen aktivieren wie echte Medikamente: So ähneln die neurobiologischen Muster bei Placebo-Analgesie denen einer Opioidtherapie.

Aus psychologischer Sicht beruhen Placebo- und auch Nocebo-Effekte auf Erwartungen an eine Therapie, im Hinblick auf den Therapieerfolg, aber auch auf eventuelle Nebenwirkungen oder den Verlauf von Symptomen. Solche Erwartungen entstehen durch verschiedene Faktoren:

- durch Gespräche mit dem therapeutischen Team, aber auch durch Informationen von Mitpatienten, aus den (sozialen) Medien oder aus dem Beipackzettel;
- durch Vorerfahrungen und Lernprozesse (z. B., ob man bereits Erfahrungen mit einer Therapie gemacht hat);
- durch Kontextfaktoren wie die bauliche Umgebung und räumliche Gestaltung, das professionelle Auftreten der Mitarbeitenden und weiteren Faktoren, aber auch die Art, Darreichungsform (z. B. Spritze vs. Tablette) sowie Farbe eines Medikamentes.

Wie bedeutend die Kommunikation und Interaktion für die Wirkung von Therapien sein können, lässt sich anhand des sogenannten „Open-Hidden-Paradigmas" verdeutlichen. Dabei erhalten Patientinnen beispielsweise nach einer Operation ein Schmerzmittel entweder offen („open") oder verdeckt („hidden"), Abb. 2.2. In diesen Studien wurde bei der offenen Gabe das Schmerzmittel durch eine Ärztin oder einen Arzt verabreicht, verbunden mit zusätzlichen Erklärungen in einem begleitenden Gespräch. Dadurch entstehen seitens der Patienten Wissen und positive Erwartungen zur pharmakologischen Therapie. Bei der verdeckten Gabe wurde das identische Medikament durch eine computergesteuerte Spritzenpumpe verabreicht. Pharmakologisch gesehen war also alles gleich, denn beide Gruppen

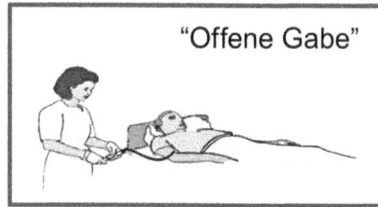 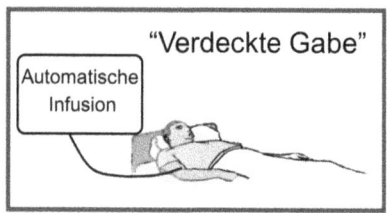

Abb. 2.2 Eine offene Gabe von Medikamenten (im Vergleich zu der verdeckten) illustriert den Einfluss von Erwartung und Kontextfaktoren auf den pharmakologischen Effekt. (Erstellt mit Canva, adaptiert aus: Placeboforschung.de (DFG Forschungsgruppe FOR 1328 gefördert von 2010–2021))

erhielten die identische Menge des Wirkstoffs. Dennoch wirkte das Medikament bei der offenen Gabe deutlich besser als bei der verdeckten Gabe. Dies wurde für verschiedene Schmerzmittel und sogar für stark wirksame Opiate gezeigt. Die Kommunikation und Interaktion bei der offenen Gabe, das damit verbundene Wissen und die Erwartungen unterstützen den Therapieerfolg. Auch frühere Erfahrungen mit einer Behandlung und das Vertrauen in die behandelnde Person können den Therapieerfolg beeinflussen. Diese Faktoren werden in der evidenzbasierten Medizin aber leider noch zu selten systematisch berücksichtigt bzw. gezielt eingesetzt.

Interessanterweise nutzen alternative Heilmethoden wie die Homöopathie ebenfalls Placebo-Effekte (ohne diese als solche zu kennzeichnen), indem sie stark auf Rituale, empathische Gespräche und die Behandler-Patienten Beziehung setzen. Hierbei hängt die „Schulmedizin" zurück. Die durchschnittlichen Kontaktzeiten bei einem Arztbesuch liegen in Deutschland im europäischen Vergleich mit 7,6 min bzw. 80 % der Kontakte <15 min im hinteren Feld (ZEW Bericht der Leibnitzgesellschaft, 2023). An diesen Zahlen zeigt sich das Dilemma der durch technische Untersuchungen geprägten modernen Medizin, in der die Chancen einer wirksamen Kommunikation, die Therapieerwartungen adressiert, oft verpasst werden. An dieser Stelle soll jedoch auch mit Nachdruck darauf hingewiesen werden, dass Placebo-Effekte weder einen Knochenbruch schneller heilen, noch Tumorzellen wirksam bekämpfen. Sie können jedoch sehr wohl dazu beitragen, die Schmerzen nach einer Operation zu lindern, was die Mobilisation erleichtert und so den gesamten Heilungsverlauf beeinflusst. Ebenso können Erwartungseffekte in der Krebsmedizin Nebenwirkungen verringern und die Therapietreue (Adhärenz) stärken.

2.3 Die Mechanismen des Placebo-Effektes sinnvoll nutzen

Wie im vorherigen Abschnitt aufgezeigt, sind die Mechanismen des Placebo-Effektes wissenschaftlich fundiert erklärbar und in Teilen durch geeignete Forschungsinstrumente wie fMRT darstellbar. Sie beruhen auf dem Zusammenspiel neurobiologischer Prozesse und psychologischer Faktoren. Um Placebo-Effekte gezielt zum Nutzen von Patienten im Gesundheitskontext einzusetzen, gilt es, sich die zentralen Wirkungsweisen und zugrunde liegenden Einflussfaktoren bewusst zu machen. Dabei sind die **Kommunikation** und die **vertrauensvolle Beziehung** zu Patienten ein wichtiger Schlüssel. Auch die **Behandlungsumgebung** hat Einfluss auf den Behandlungserfolg, genauso wie **Lernmechanismen, z. B. das Beobachten von Therapiewirksamkeit bei anderen Menschen.**

Diese Faktoren beeinflussen nachweislich eine Vielzahl von häufigen und belastenden Symptomen wie Schmerz, Übelkeit, Müdigkeit und Schlafstörungen ebenso wie depressive Verstimmungen und Angst. Wir möchten im Folgenden aufzeigen, wie sich diese Einflussfaktoren ethisch verantwortungsvoll und transparent in die Behandlung und Versorgung von Patientinnen integrieren lassen.

2.3.1 Die Macht der Erwartung: Kommunikation als Schlüssel

Positive Erwartungen sind die treibende Kraft des Placebo-Effekts. Erwartungen werden durch eine Vielzahl von Faktoren geprägt. Dies ist in der Medizin nicht anders als in anderen Bereichen (z. B. bei Kaufentscheidungen für Autos, Reisen oder Kosmetika). Nicht alle diese Faktoren liegen im individuellen Einflussbereich. Aber Behandlerinnen und Therapeuten haben ein mächtiges Instrument zur Verfügung, um die Therapieerwartung und -erfahrung ihrer Patientinnen zu beeinflussen und das ist die Kommunikation! Studien zeigen zum Beispiel, dass die Art der Information über ein Medikament dessen Wirksamkeit signifikant beeinflussen kann. So verdoppelte sich die analgetische Wirkung des potenten Schmerzmittels Remifentanil, wenn Patientinnen vor der Gabe positiv über die Schmerzlinderung informiert wurden.

Eine zuversichtliche, aber realistische Darstellung der Therapie aktiviert die „körpereigene Apotheke". Beispielsweise strahlt die Aussage:

„Dieses Medikament hat meiner Erfahrung nach vielen Patientinnen geholfen, Ihre Symptome zu lindern."

eine Zuversicht aus, die wiederum eine begründbare Erwartung weckt, dass dieser Behandlungserfolg auch bei einem selbst und den eigenen Symptomen zutreffen wird. Überzogene Erwartungen können jedoch auch gegenteilige Wirkungen haben.

Damit Patientinnen den Aussagen von Ärztinnen und Therapeuten vertrauen und diese annehmen können, braucht es eine Beziehung, die auf gegenseitigem Respekt und Verständnis aufbaut. Gab es früher noch eine Art blindes Vertrauen in medizinische Autoritäten, so hinterfragen viele Menschen heute Therapievorschläge kritisch – getrieben von leicht zugänglichen Informationen und dem gestiegenen Anspruch, über die eigene Gesundheit selbstbestimmt zu entscheiden.

Eine wichtige Rolle in der gegenseitigen Beziehung spielt dabei die Empathie. Wenn Pflegende, Ärztinnen und Therapeuten ihre Patienten verstehen und sich auf ihre Bedürfnisse einlassen, können sie ein ethisches und emotionales Fundament für eine erfolgreiche Behandlung bilden.

Der Wissenschaftler, Philosoph und Psychotherapeut Paul Watzlawick formulierte mehrere Grundsätze (Axiome) zur menschlichen Kommunikation. Das meistzitierte ist hierbei sicherlich:

„Man kann nicht nicht kommunizieren"

Die nonverbale Kommunikation in der Therapeuten-Patienten-Beziehung: Die Perspektive Paul Watzlawicks

Die nonverbale Kommunikation spielt in der Therapeuten-Patienten-Beziehung eine zentrale Rolle. Selbst Schweigen, eine abgewandte Körperhaltung oder ein flüchtiger Blick senden Botschaften, die vom Gegenüber interpretiert werden. Im medizinischen Kontext bedeutet dies: Therapeutinnen und Patienten „sprechen" ständig durch Mimik, Gestik, Tonfall und Proxemik (räumliche Distanz), selbst wenn sie keine Worte verwenden (Abb. 2.3).

Paul Watzlawicks Theorie in der Praxis

> **Beispiel**
>
> *Eine Pflegekraft, die während des Aufnahmegesprächs intensiv auf den Anamnesebogen starrt, schnell spricht und nur sporadisch Blickkontakt herstellt, sendet nonverbale Signale von Distanz, Stress oder Überlastung – selbst wenn sie alles korrekt erfragt und erklärt. Der Patient könnte dies auch als Desinteresse deuten, was Misstrauen oder das Gefühl, „nicht ernst genommen zu werden", auslöst. Watzlawick würde dies als „Beziehungs-Ebene" der*

2.3 Die Mechanismen des Placebo-Effektes sinnvoll nutzen

Kommunikation beschreiben: Jede Äußerung enthält nicht nur Sachinformationen, sondern definiert auch, wie die Beziehung zwischen den Beteiligten zu verstehen ist. ◄

Nonverbale Signale als Vertrauensanker
Positive nonverbale Kommunikation – wie ein offener Blick, eine zugewandte Körperhaltung oder ein beruhigendes Lächeln – kann dagegen Ängste mindern und die therapeutische Allianz stärken. Studien zeigen, dass Patientinnen Schmerzen weniger intensiv wahrnehmen, wenn Behandler empathisch nicken oder sich zu ihnen hinbeugen. Watzlawicks Grundsatz „Jede Kommunikation ist symmetrisch oder komplementär" verdeutlicht hier: Eine hierarchische Therapeuten-Patienten-Dynamik (komplementär) lässt sich durch bewusste nonverbale Gleichwertigkeit (symmetrische Elemente wie Augenhöhe und Anpassen der Sprache) ausbalancieren.

Die Gefahr der Inkongruenz
Problematisch wird es, wenn verbale und nonverbale Botschaften widersprüchlich sind. Watzlawick nennt dies „Inkongruenz". Sagt ein Chirurg *„Das schaffen wir schon."*, wirkt seine Stimme aber unsicher oder die Hände sind unruhig glaubt der Patient der Aussage nicht – er orientiert sich an der nonverbalen „Meta-Botschaft". Solche Widersprüche verringern Vertrauen und können Erwartungen negativ beeinflussen.

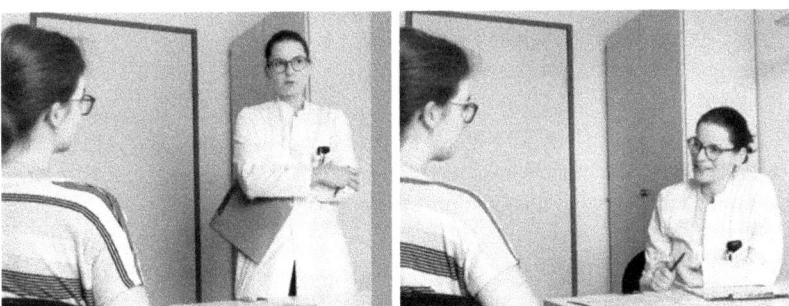

Abb. 2.3 Zwei Szenen ärztlicher nonverbaler Kommunikation. Wie wirken diese auf Sie? Gibt es Unterschiede und wenn ja, warum? (Mit freundlicher Genehmigung von Dr. Livia Asan und Johanna S. Grohnen, adaptiert aus https://www.frontiersin.org/journals/psychology/articles/10.3389/fpsyg.2025.1521978/full#supplementary-material)

Kultur und Kontext

Watzlawick betonte zudem, dass Kommunikation stets kontextabhängig ist. In der Medizin bedeutet dies: Nonverbale Codes variieren kulturell. Während in einigen Kulturen direkter Blickkontakt als Respekt gilt, kann er anderswo als aufdringlich empfunden werden. Auch zeigt die Distanz zweier Personen im Gespräch z. B. in Europa ein sog. „Nord-Süd Gefälle". Südeuropäerinnen stehen im Gespräch deutlich enger als Nordeuropäerinnen, die einer zu großen Nähe eher mit einem Zurückweichen begegnen. Beschäftige in Gesundheitsberufen sollten diese Unterschiede sensibel beachten, um Missverständnisse und Fehldeutungen zu vermeiden.

Watzlawicks Theorie lehrt also, dass nonverbale Kommunikation in der Medizin niemals Nebensache ist. Sie beeinflusst, ob Patientinnen sich sicher fühlen, Empfehlungen folgen oder an ihre Heilung glauben. Eine bewusste Schulung dieser Fähigkeiten – vom aktiven Zuhören bis zur körpersprachlichen Empathie – sollte daher fester Bestandteil medizinischer Ausbildungen sein.

Die verbale Kommunikation in der Arzt-Patienten-Beziehung

Verbale Kommunikation ist das zentrale Werkzeug, um im therapeutischen Kontext nicht nur Fakten zu vermitteln, sondern auch Hoffnung zu wecken, Vertrauen zu stärken und so Heilungsprozesse aktiv zu steuern. Während nonverbale Signale die emotionale Basis schaffen, strukturieren Worte den Dialog – und bestimmte psychologische Effekte zeigen, wie gezielt eingesetzte Sprache Behandlungserfolge positiv beeinflussen kann.

Beispiel

„Dieses Medikament hemmt Entzündungen, sodass Ihr Körper sich regenerieren kann" ist beispielsweise wirksamer als ein bloßes *„Nehmen Sie das dreimal täglich"*. ◄

Therapiewertschätzung: Wieso, weshalb, warum?

Lassen Sie durch gezielte Informationsübermittlung zu, dass der Patient zum einen eine einfache Grundvorstellung zur Pathophysiologie seiner Erkrankung besitzt, aber auch den Nutzen einer Therapie oder Intervention nachvollziehen kann. (Siehe Abschn. 4.3: Stärkung der Gesundheitskompetenz). Dies kann zu einem größeren Vertrauen der Patientinnen zum therapeutischen Team und zu höherer Therapietreue führen. Möglicherweise lohnt sich zur Darstellung eines komplexen Sachverhaltes auch eine sehr bildliche Sprache oder ein Comic.

2.3 Die Mechanismen des Placebo-Effektes sinnvoll nutzen

▶ **Beispiel**

Positives Beispiel:

„Bei ihrer Parkinsonerkrankung liegt ein Mangel des Botenstoffes Dopamin vor. Dieser kann durch diese Tablette wieder dem Gehirn zugeführt werden. Um weder zu wenig, noch zu viel von diesem Botenstoff dem Gehirn anzubieten, ist eine Einnahme entsprechend dieses Planes wichtig. Könnten Sie bitte zusammenfassen, wann Sie die Medikation einnehmen sollen?"
In diesem Beispiel werden die Zusammenhänge und die Wirkweise des Medikaments einfach erklärt. So kann die Umsetzung unterstützt werden. Abschließend wird wertschätzend das Verständnis geklärt.

Negatives Beispiel:

„Oh, wer hat Ihnen denn das verschrieben? Das ist so etwas von veraltet. Das konnte ja nichts werden. Sie nehmen einfach dieses hier für fünf Tage und alles wird gut."
Hier wird eine überzogene Kritik an Kollegen geäußert. Dies kann zur Verunsicherung und generellen Entwertung der medizinischen Behandlung führen. Zugleich wird die neue Therapie nicht eingeordnet und erklärt, stattdessen werden unrealistische Erwartungen („alles wird gut") gesetzt.

Realistisch-positive Erwartung: Der Balanceakt zwischen Hoffnung und Wahrheit

Wie die angewandte Placebo-Forschung in vielen Bereichen zeigt, ist neben der *lege artis* Informationsübermittlung eine zentrale Aufgabe der Kommunikation mit Patienten, **realistisch-positive Erwartungen** zu setzen. Dies bedeutet, optimistische, aber zugleich ehrliche Informationen zu vermitteln. Allerdings darf dies keine Schönfärberei sein: Wer Risiken verschweigt oder unrealistisch positive Erwartungen nährt, riskiert nicht nur das Vertrauen, sondern auch den Behandlungserfolg. Denn bei übertrieben positiven Versprechungen werden Patienten sehr wahrscheinlich enttäuscht, in der Folge das Vertrauensverhältnis gestört und im schlechtesten Fall Behandlungen abgebrochen.

In der sog. PSY-HEART-I Studie unter der Leitung von Professor Winfried Rief (Philipps-Universität Marburg) konnte gezeigt werden, dass die krankheitsbedingten Beeinträchtigungen durch eine schwere koronare Herzkrankheit sechs Monate nach einer Herzoperation deutlich reduziert waren, wenn bei den Patienten vor der OP eine gezielte Optimierung der Erwartungshaltung mittels standardisiertem, aber auch zeitintensiven Protokoll durchgeführt wurde. Besprochen wurde beispielsweise, wie die OP den Patienten helfen kann, wieder Aktivitäten wie Gartenarbeit oder Sport aufzunehmen, die den Patienten jeweils individuell wichtig waren.

Im Folgenden werden ausgehend von Theorien zur gelungenen Kommunikation und aus der Gedächtnisforschung verschiedene Möglichkeiten aufgezeigt, um Erwartungen positiv zu gestalten:

Primacy-Effekt: Der erste Eindruck prägt

Der **Primacy-Effekt** beschreibt, dass Menschen sich an Informationen, die zu Beginn eines Gesprächs fallen, besonders gut erinnern. In der Medizin bedeutet dies: Die ersten Sätze einer Aufklärung oder Diagnosemitteilung prägen die Wahrnehmung der Patienten nachhaltig.

> **Praktische Anwendung** Statt mit komplexen Fachbegriffen zu starten, sollte die Kernbotschaft zuerst genannt werden – z. B.: *„Die wichtige Nachricht ist, dass wir gute Behandlungsmöglichkeiten haben. Lassen Sie mich erklären, wie wir vorgehen können."* Dies reduziert Ängste, erhöht die Aufmerksamkeit und schafft eine konstruktive Gesprächsbasis.

Recency-Effekt: Das Ende bleibt haften

Analog dazu besagt der **Recency-Effekt,** dass auch die zuletzt genannten Informationen besonders präsent bleiben. Pflegende und Therapeutinnen können dies nutzen, um entscheidende Handlungsanweisungen oder motivierende Botschaften gezielt am Ende zu platzieren.

> **Beispiel**
>
> Ein Gespräch könnte schließen mit: *„Bitte denken Sie daran: Die regelmäßige Einnahme ist wichtig. Wenn Sie die Medikamente wie verordnet einnehmen, leisten Sie einen wichtigen Beitrag, dass es Ihnen bald bessergeht."* Oder auch: *„Die Übungen sind zu Beginn sicherlich anstrengend, aber Sie haben das heute schon hervorragend gemacht. Sie schaffen das!"* Solche Sätze erhöhen die Selbstwirksamkeitserwartung und somit die Wahrscheinlichkeit, dass Patientinnen weitere Handlungsschritte selbstständig umsetzen. ◄

2.3 Die Mechanismen des Placebo-Effektes sinnvoll nutzen

Laienverständliche Sprache

> **Beispiel**
>
> *„Es zeigen sich radiologisch subtile Zeichen eines Hydrocephalus, der aktuell jedoch allein gesehen keinen pathologischen Wert besitzt." Diese Information werden medizinische Laien vermutlich nicht verstehen. Sie ist ein Beispiel für fehlende Laienverständlichkeit.* ◄

Eine weitere wichtige Rolle spielt die Laienverständlichkeit. Wenn Therapeuten und Pflegende so kommunizieren, dass ihre Patienten Informationen gut nachvollziehen können, unterstützen sie Aufmerksamkeit und Verständnis, in der Folge idealerweise positive Erwartungen und die Mitwirkung in der Therapie. Dies kann durch die Verwendung von einfacherer Sprache und die Vermeidung von Fachbegriffen erreicht werden. Hilfreich bei Erklärungen sind auch Analogien, Bilder, eine Orientierung am Vorwissen von Patienten und Bezüge zum Alltags- oder Berufsleben:

> **Beispiel**
>
> *„Das Medikament wirkt an einem spezifischen Rezeptor von Nervenzellen. Man kann sich das so vorstellen, dass das Medikament wie ein Stecker ist, der in eine bestimmte Steckdose passt. Damit ist die Verbindung hergestellt und das gewünschte Signal wird weitergeleitet. Nach einigen Stunden wird der Stecker locker und fällt irgendwann ab, dann kommen die Symptome zurück. Deshalb muss die Verbindung erneuert werden, am besten bevor das Signal abreißt. In Ihrem Falle bedeutet das, immer rechtzeitig das Medikament einzunehmen, damit die Medikamentenwirkung gar nicht erst abreißt."* ◄

Eine Rückversicherung, dass Patienten sie korrekt verstanden haben, lohnt sich insbesondere bei wichtigen Informationen. Etwa wenn ein Antibiotikum noch einige Tage nach der Entlassung eigenständig eingenommen werden muss. Die Frage „Haben Sie alles verstanden?" wird allerdings nicht weiterhelfen – die meisten Patienten werden automatisch und höflich mit „Ja" antworten – unabhängig davon, ob sie die Informationen wirklich verstanden haben. Eine Alternative wäre, die Patienten das Verstandene zusammenfassen zu lassen:

> **Beispiel**
>
> „Mir ist es wichtig zu wissen, dass ich Ihnen die Einnahme des Medikaments gut erklärt habe. Könnten Sie für mich noch einmal zusammenfassen, wie (bzw. wann) Sie es einnehmen sollen?" ◄

Framing: Logik versus Gefühl

Daniel Kahnemann und Amos Tversky zeigten 1979 in einer der aufsehenerregendsten Theorien der Verhaltensökonomie („Prospect-Theory"), dass sich ökonomische Entscheidungen von Menschen nicht wie angenommen ganz nüchtern und rational am reinen Kosten-Nutzen-Effekt orientieren. Entscheidungen sind vielmehr davon abhängig, in welchem inhaltlichen Rahmen (englisch „Frame") sie getroffen werden. Bei gleicher Ausgangslage wurden unterschiedliche Entscheidungen getroffen. Dies liegt daran, dass Menschen eher versuchen negative Auswirkungen (Verluste) zu vermeiden, als dass sie Gewinne wertschätzen. Dies spielt auch in der Medizin eine Rolle, wo Zahlen entweder als Chance auf Genesung oder als Gefahr eines Nichtansprechens auf die Therapie, als Wahrscheinlichkeit des Auftretens oder aber des Ausbleibens von Nebenwirkungen, dargestellt werden können.

> **Beispiel**
>
> Framing in der Praxis: Beispiele aus der Medizin
>
> 1. **Risikokommunikation bei Therapien:**
>   - Positives Framing: „Diese Therapie führt bei 70 % der Patienten zu einer Symptombesserung."
>   - Negatives Framing: „Bei 30 % der Patienten zeigt die Therapie keine Wirkung."
>   - Obwohl der Inhalt gleich ist, löst die positive Formulierung eher Zustimmung aus.
> 2. **Präventionsmaßnahmen:**
>   - Gewinnorientiert: „Durch die Teilnahme an dieser Vorsorgeuntersuchung reduzieren Sie Ihr Risiko, schwer zu erkranken, deutlich."
>   - Verlustorientiert: „Ohne die Teilnahme an der Vorsorgeuntersuchung haben Sie erhöhtes höheres Risiko für die Entwicklung einer schweren Erkrankung."
>   - Kahnemans Forschung zeigt, dass die Gewinn-Formulierung eher zur Handlungsbereitschaft motiviert.

3. **Chronische Erkrankungen:**
Framing beeinflusst potenziell auch die Langzeitadhärenz. Die Aussage „*Ihr Blutzucker ist heute gut eingestellt*" (Fokus auf Erfolg) stärkt die Motivation stärker als „*Vermeiden Sie unbedingt, dass Ihr Blutzucker wieder steigt*" (Fokus auf Bedrohung). ◄

Sie können somit als medizinisches Personal das Framing aktiv nutzen, indem Sie einen positiven Bezugsrahmen anstelle eines negativen, bedrohlichen oder auf Verlust zielenden Rahmen setzen. Es geht also um die altbekannte Frage, ob das Glas halb voll oder halb leer ist. Das Gute am Framing: Sie sagen in jedem Fall die Wahrheit. Warum dann nicht auf die positive Seite schauen?

2.3.2 Ethische Integration: Keine Täuschung, sondern Transparenz

Placebo-Effekte zu nutzen, bedeutet nicht, Patienten zu täuschen. Im Gegenteil. Die Bundesärztekammer veröffentlichte 2010 auf Empfehlung ihres Wissenschaftlichen Beirats eine auch international viel beachtete Stellungnahme mit dem Titel „Placebo in der Medizin". Darin wird allen Ärztinnen und Ärzten dringend empfohlen, den Placebo-Effekt für die Maximierung jedweder Therapie zu nutzen.

Doch die gezielte Nutzung einer optimierten Kommunikation wirft ethische Fragen auf: Wieviel „Framing" ist legitim, um Placebo-Effekte einer Therapie zu fördern? Ist schon ein subtiles „Anstupsen" mit positiver Verstärkung und indirekten Vorschlägen (im Englischen auch Nudging genannt) ein unzulässiges Mittel?

Die Grenze verläuft dort, wo Aufklärung durch suggestive Sprache ersetzt wird. Ethisch vertretbar ist es, wenn:

- die **Autonomie gewahrt bleibt** (Patienten verstehen Alternativen und Risiken),
- der **Realismus nicht geopfert wird** (keine falschen Hoffnungen),
- das **Vertrauensverhältnis im Vordergrund steht** (keine paternalistische Bevormundung),
- der **Anwendungsbereich definiert ist** (Placebo-Effekte heilen keinen Krebs oder Knochenbrüche, sie können jedoch Nebenwirkungen von Therapien reduzieren).

Zusammengefasst am Beispiel einer Therapieaufklärung:

Der Patient soll nach verständlicher Information über die Erkrankung, die möglichen Therapieoptionen aufgezeigt und erklärt bekommen. Er soll hierbei die Alternativen und Risiken verstehen (Autonomie gewahrt) und es sollte ein gemeinsamer Entscheidungsprozess angestrebt werden, wobei die Ärztin als Expertin fungiert. Sie weckt hierbei keine überzogenen Erwartungen, weiß jedoch um die Wirkung von Placebo-Effekten in jeder Therapie. Sie balanciert entsprechend der Symptomatik und Dringlichkeit der Behandlung ihre verbale und nonverbale Kommunikation. Das Wissen um die Therapieentscheidung und die Informationen dazu werden mit dem Praxis- bzw. Stationsteam geteilt, sodass eine einheitliche Kommunikation mit dem Patienten stattfindet. So verstärkt die Ärztin zusammen mit dem gesamten Team den gewünschten Therapieerfolg zum Wohle des Patienten.

2.3.3 Kontextfaktoren: Therapie und Behandlungsumgebung

Wenn Patienten an eine Behandlung zurückdenken, wird häufig als Erstes die Art und Weise der zwischenmenschlichen Interaktion erinnert. Sie ist zum Beispiel im Bereich der Pflege, Physio- oder Psychotherapie aufgrund der häufigen Kontakte besonders intensiv. Diese lange Zeit ermöglicht zudem eine enge Therapeuten- bzw. Pflegenden-Patienten Beziehung.

Gerade bei kurzen Begegnungen können schon die ersten Eindrücke (siehe Primacy-Effekt) eine Erwartung an die dann folgende Behandlung auslösen und das Beziehungsverhältnis prägen. Wie professionell wirkt eine Mitarbeiterin, eine Pflegefachperson, ein Therapeut auf mich als Patient? Wie mutet sie an, wie ist er gekleidet? Werden Patienten im Wartebereich abgeholt und freundlich zugewandt begrüßt oder müssen sie sich den Weg selbst suchen, wenn die „Nummer" aufleuchtet? Natürlich sind solche Faktoren irrelevant, wenn ein lebensbedrohlich erkrankter Patient in den Schockraum eingeliefert wird. Für viele andere Patienten und auch für Angehörige können diese vermeintlichen „Nebensachen" aber einen prägenden Eindruck hinterlassen, Vertrauen und ein Gefühl des „gut Aufgehobenseins" schaffen sowie wiederholte Besuche bei langwierigen Therapien erträglicher machen.

Auch die Umgebung, in der eine Therapie stattfindet, ist kein neutraler Rahmen. **Licht, Geräusche** und **Gerüche** beeinflussen unbewusst die Erwartungen.

So liegt es nahe, dass die bauliche Gestaltung den Heilungsverlauf zu beeinflussen scheint. In der sog. „brick wall" Studie aus dem Jahr 1984 zeigte sich, dass die Patienten einer chirurgischen Station nach einer Operation mit weniger starken Schmerzmitteln auskamen, wenn sie vom Bett einen Blick ins Grüne hatten und

2.3 Die Mechanismen des Placebo-Effektes sinnvoll nutzen

nicht – wie andere Patienten der Station – gegen eine Ziegelwand. Solche baulichen Ansprüche an eine „heilende Umgebung" werden seit einigen Jahren in der Architekturpsychologie adressiert und wissenschaftlich untersucht.

Wenn Sie das nächste Mal Zeit dazu haben, gehen Sie doch einmal mit den Augen eines Patienten durch Ihre eigene Arbeitsstätte. Manchmal sind es kostengünstig und unkompliziert zu ändernde Kleinigkeiten, die darüber entscheiden, ob Stress oder – soweit dies möglich ist – Wohlbefinden den Besuch in Ihrer Einrichtung prägen.

Ein weiterer wichtiger Kontextfaktor liegt in der Applikationsform der Therapie. So wird etwa die Wirksamkeit einer Therapie als höher eingeschätzt, wenn die Gabe eines Schmerzmittels intravenös statt in Tablettenform erfolgt. Studien zeigen, dass aufwendigere und invasivere Maßnahmen größere Erwartungen mit sich bringen. Auch der hohe Preis, ein bestimmter Markenname oder ein hochwertiges Packungsdesign können die Wirksamkeitserwartung verändern, ebenso die Größe und die Farbe von Tabletten. Hierbei zeigen sich große Überschneidungen mit klassischen Marketingtheorien. Diese Effekte können unter Umständen dazu führen, dass nicht die wirksamste, sondern die teuerste Therapie bevorzugt wird, mit entsprechenden Folgen für das Gesundheitssystem und die Behandlungsqualität. Jedoch lassen sich auch hier Erwartungen in eine unterstützende Richtung lenken. Während eines stationären Aufenthaltes können sich Medikamente von gewohnten in Form und Farbe unterscheiden. Ein kurzer Hinweis darauf kann bereits die Sorge nehmen, dass falsche Präparate verabreicht werden. Noch besser wäre eine kurze Aufklärung über die Medikamente bei der ersten Ausgabe:

Beispiel

„Diese kleine rote Pille ist Ihr Blutdruckmedikament. Die Tablette sieht vermutlich etwas anders aus als zuhause, weil unsere Apotheke bei einem anderen Hersteller einkauft. Ich kann Ihnen versichern, dass der Wirkstoff und die Dosierung exakt so sind, wie es ihre Hausärztin verschrieben hat. Wahrscheinlich nehmen Sie die Tablette abends ein? In Ordnung, dann machen Sie das hier bitte ganz genauso." ◄

2.3.4 Klassische Lerntheorien angewandt. Rituale und Assoziationen nutzen

Der Mensch lernt unter anderem durch Assoziation, also durch die Kopplung einer Erfahrung mit einem Reiz. Gefestigt wird so eine Kopplung durch wiederholtes gemeinsames Auftreten von Auslöser und Reiz: Wird eine Behandlung wiederholt mit einer positiven Erfahrung verknüpft – etwa Entspannung nach dem Genuss eines Lavendeltees – entwickelt sich eine erlernte („konditionierte") Reaktion, die ebenfalls zu den Placebo-Effekten zählt. Dies zeigte sich in Studien, in denen das Auftragen einer analgetischen Salbe zu einer Schmerzlinderung führte. Nach mehrmaliger Kopplung der wirkstoffhaltigen Salbe mit einer Schmerzlinderung führte auch das Auftragen einer wirkstofffreien Salbe zu einem analgetischen Effekt. Das Gehirn hatte den Anblick der Salbe und das Ritual des Auftragens erfolgreich mit der Schmerzlinderung verknüpft. In der Folge setzt das Gehirn selbst schmerzlindernde Prozesse in Gang (siehe Abschn. 2.2). Sogar das Immunsystem scheint – zumindest unter Studienbedingungen – trainierbar zu sein. So konnte mittels gezielter Kopplung an einen Geschmacksreiz die immunsupprimierende Wirkung von Cyclosporin A erzeugt werden. Das funktionierte bei gesunden Testpersonen und in einer ersten Studie sogar bei Patientinnen nach Nierentransplantation, bei denen der erlernte Placebo-Effekt zur Unterstützung der Cyclosporin-Wirkung „hinzugeschaltet" wurde.

Solche Erkenntnisse sind von einer Anwendung im klinischen Alltag jedoch noch ein gutes Stück entfernt.

Ganz leicht lässt sich jedoch ein ritualisiertes Wohlbefinden fördern: Koppeln Sie bewusst Momente der Entspannung mit einem beruhigenden Tee oder einer bestimmten Musik an die die notwendige Tabletteneinnahme z. B. bei Kopfschmerz. Möglicherweise hilft nach einigen Malen auch das Ritual mit einer geringeren Dosis oder sogar ohne ein Medikament.

▶ Im klinischen Alltag lässt sich dies nutzen:

- Rituale schaffen: Die Therapie in ein Ritual einbinden, dass sich leicht und angenehm wiederholen lässt, z. B. Medikamenteneinnahme immer abends vor dem Zähneputzen.
- Sensorische Reize einbinden: Der Geruch einer Creme oder das angenehme Berühren der Haut kann eine konditionierte Entspannung auslösen.
- Positive Umgebungen gestalten: Ein ruhiges Behandlungszimmer mit vertrauten Abläufen verstärkt Sicherheitsgefühle.

2.3 Die Mechanismen des Placebo-Effektes sinnvoll nutzen 23

2.3.5 Soziales Lernen: Das Lernen am Erfolg anderer

Beispiel

Eine Gruppe von Diabetes-Patienten lernt durch gemeinsames Kochen und den Austausch über Blutzuckermanagement-Strategien voneinander. Indem sie Erfolge und Herausforderungen teilen, übernehmen sie gesundheitsfördernde Gewohnheiten und stärken ihre Selbstwirksamkeit. ◄

Menschen lernen auch durch Beobachtung anderer Personen. Wenn Patientinnen sehen, wie andere erfolgreich behandelt werden, prägt dies ihre eigene Erwartungshaltung. In einer Studie führte bereits das Beobachten einer schmerzlindernden Behandlung bei Dritten zu Placebo-Effekten bei den Zuschauenden. Im Klinikalltag bedeutet dies:

- Selbsthilfegruppen einbinden. Wer kann glaubwürdiger über Therapieerfolge bei bestimmten Krankheiten berichten als andere Menschen, die selbst davon betroffen sind?
- Positive Kommunikation sichtbar machen: Eine empathische Visite im Doppelzimmer kann Mitpatienten indirekt Hoffnung vermitteln.
- Teamkultur stärken: Ärztinnen, Pflegekräfte und Physiotherapeutinnen, die Zuversicht ausstrahlen, übertragen diese Haltung auf Patientinnen.

2.3.6 Vorerfahrungen: Brücken aus der Vergangenheit

Jede Patientin bringt individuelle Erfahrungen in die Behandlung mit. Suchen Sie nach Ankern, auf die in der individuellen Vorgeschichte des Patienten Bezug genommen werden kann. Was hat der Patient schon erlebt? Wo lassen sich positive Therapieerfahrungen finden und möglicherweise verknüpfen? Was kann das Vertrauen in neue Behandlungen stärken? Hier ist Feinfühligkeit gefragt:

- Anamnese nutzen: Fragen wie *„Was hat Ihnen in der Vergangenheit gut geholfen?"* identifizieren personenspezifische Ressourcen.
- Neue Narrative schaffen: Bei uneindeutigen Vorerfahrungen kann eine bessere Einordnung der aktuellen Therapie helfen: *„Diese Therapie baut auf etablierten Konzepten auf und wurde nun weiterentwickelt. Ich erwarte, dass sie auch bei Ihnen wirksam ist."*

- Negative Erwartungen aufgreifen und Alternativen aufzeigen: „*Sie haben mir berichtet, dass Ihnen nach der letzten Narkose übel geworden ist. Mir ist es wichtig, dass Sie wissen, das sich dies nicht zwangsläufig wiederholt. Es ist zu erwarten, dass Sie die nächste Narkose gut vertragen und danach rasch wieder Appetit haben.*"

2.3.7 Vom Mechanismus zur Beziehung

Der Placebo-Effekt lebt von der Qualität der Therapeuten-Patienten-Beziehung. Empathie, klare Kommunikation und eine wertschätzende Umgebung aktivieren neurobiologische Ressourcen, die jede Behandlung unterstützen. Indem Pflegekräfte, Ärztinnen und Therapeuten lernen, Erwartungen gezielt zu lenken, Assoziationen zu nutzen und soziale Interaktionen bewusst zu gestalten, wird die „körpereigene Apotheke" zum Verbündeten der Therapie – mit wenig Zusatzkosten, aber mit großer Wirkung.

2.4 Kommunikationstraining für Gesundheitsberufe: Warum es unverzichtbar ist

In der Medizin entscheidet nicht nur das „Was", sondern auch das „Wie" über den Behandlungserfolg. Kommunikation ist mehr als Austausch von Informationen – sie prägt Erwartungen, beeinflusst physiologische Prozesse und kann sogar die Wirkung von Therapien verstärken oder mindern. Studien zeigen, dass eine einfühlsame, klare Kommunikation Placebo-Effekte aktiviert: Patientinnen, denen Ärztinnen eine Behandlung zuversichtlich erklären, erfahren häufig stärkere Schmerzlinderung, schnelleren Heilungsverlauf und weniger Nebenwirkungen. Gleichzeitig minimiert eine präzise Sprache Missverständnisse, die zu Fehlmedikation oder Nocebo-Effekten führen können – etwa unnötige Ängste durch unbedachte Formulierungen wie *„Das wird jetzt wehtun"* (sehen Sie dazu auch das nächste Kap. 3).

Vertrauen ist die Basis jeder Therapie. Beschäftigte in Gesundheitsberufen, die aktiv zuhören, Empathie zeigen und Bedenken ernst nehmen, schaffen eine sichere Atmosphäre, die Therapietreue und Selbstwirksamkeit der Patienten stärkt. Dies ist besonders in sensiblen Phasen entscheidend z. B. bei chronischen Erkrankungen oder psychischen Belastungen. Doch Kommunikationstraining geht über Patientengespräche hinaus: In interdisziplinären Teams verhindert es Fehler, wenn Pflegekräfte, Ärztinnen und Therapeuten präzise Absprachen treffen – sei es bei der Übergabe von Befunden oder der Koordination von Therapieschritten.

2.4 Kommunikationstraining für Gesundheitsberufe ...

Kommunikationstraining vermittelt daher nicht nur Techniken, sondern auch Bewusstsein für die Macht von Worten – vom Tonfall bis zur Wortwahl. Letztlich geht es um Respekt und Effizienz. Patientinnen fühlen sich ernst genommen, Teams arbeiten reibungsloser, und kritische Situationen werden rascher deeskaliert. In einer Zeit, in der Burnout und Zeitdruck im Gesundheitswesen zunehmen, ist Kommunikationskompetenz kein Soft Skill, sondern ein essenzielles Werkzeug – für bessere Outcomes, weniger Fehler und eine menschlichere Medizin.

> Seien Sie ein Fürsprecher für eine bewusste und effektive Kommunikation, die wie andere zentrale Kompetenzen erlernbar ist und kontinuierlich geübt und weiterentwickelt werden sollte. Es gibt zunehmend *in-house* Trainings, aber auch kommerzielle Anbieter die Teams gezielt schulen. Zudem gibt es für Interessierte auch weitere frei verfügbare Informationen online, zum Beispiel über den Sonderforschungsbereich Treatment Expectation (www.treatment-expectation.de) und über das E-Learning-Angebot eKommMed.nrw (OERContent.nrw - eKommMed.nrw | ORCA.nrw).

Nocebo-Effekt „Wenn der Beipackzettel krank macht" 3

3.1 Der Nocebo-Effekt

Der Nocebo-Effekt leitet sich von „nocebo" (lateinisch: „ich werde schaden") ab und ist das düstere Gegenstück zum Placebo-Effekt – er ist ein Phänomen, bei dem negative Erwartungen und Ängste Symptome verschlimmern oder sogar unerwünschte Nebenwirkungen hervorrufen können. Während der Placebo-Effekt seit der Antike implizit genutzt wurde, rückte das Konzept des Nocebo-Effekts erst im 20. Jahrhundert in den Fokus der Medizin. Seine Geschichte ist eng mit der Ethik der Aufklärung und dem Aufstieg der evidenzbasierten Medizin verknüpft, die Transparenz und informierte Zustimmung zur Pflicht machte – und dabei unbeabsichtigt neue Risiken schuf.

3.1.1 Vom Aberglauben zur medizinischen Realität

Nocebo-Effekte wurden lange vor der Prägung des Begriffs beobachtet. In mittelalterlichen Chroniken finden sich Berichte über „Verwünschungen", die allein durch die Angst vor „Schadenszauber" körperliche Leiden auslösten. Auch in der frühen Neuzeit nutzten Heilende die Macht der negativen Erwartung: Drohungen mit „toxischen" Substanzen konnten bei manchen Patienten Erbrechen oder Lähmungen provozieren. Doch erst mit der Einführung strenger Aufklärungsprotokolle in den 1960er-Jahren, die Patientinnen über alle möglichen Risiken informierten, wurde der Nocebo-Effekt zu einem systematischen Problem. Plötzlich klagten Patienten über Nebenwirkungen, die sie zuvor nie bemerkt hatten – nicht wegen der

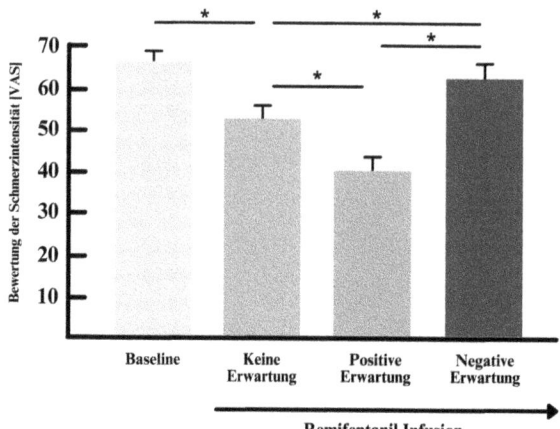

Abb. 3.1 Die Abbildung zeigt die Wirksamkeit des potenten Schmerzmittels Remifentanil unter verschiedenen Erwartungsbedingungen. (Erstellt mit Canva, adaptiert aus: Bingel, U., Wanigasekera, V., Wiech, K., Mhuircheartaigh, R. N., Lee, M. C., Ploner, M., & Tracey, I. (2011). The effect of treatment expectation on drug efficacy: Imaging the analgesic benefit of the opioid remifentanil. *Science Translational Medicine, 3*(70). https://doi.org/10.1126/scitranslmed.3001244)

Medikamente, sondern allein wegen des Wissens darüber und der Art, wie über sie gesprochen wurde.

Ein Experiment mit dem hochwirksamen Schmerzmittel Remifentanil demonstrierte dies eindrücklich: Wurden die Versuchsteilnehmenden darüber informiert, dass sie nun dieses effektive Mittel gegen Schmerzen erhalten, verstärkte sich die schmerzlindernde Wirkung deutlich im Vergleich zu nicht informierten Teilnehmenden. Erhielten die Versuchsteilnehmenden jedoch Informationen, die negative Erwartungen gepaart mit der Sorge vor einer Verstärkung des Schmerzes auslösten, verlor das Medikament seine schmerzlindernde Wirkung fast vollständig (Abb. 3.1). Diese negativen Effekte von Kommunikation und Erwartung sind nicht nur für Schmerzmedikamente bekannt.

3.1.2 Der Preis der Transparenz: Beipackzettel und Therapietreue

Ein Wendepunkt in der Medizin war die Einführung detaillierter Beipackzettel. Diese sollen Patienten schützen und neben Zweck und Anwendung des Arzneimittels auch umfassend über die Häufigkeit und Art der Nebenwirkungen sowie

Wechselwirkungen aufklären. Dies ist ein wichtiges und berechtigtes Anliegen. Als Nebenwirkungen werden von der Europäischen Arzneimittel-Agentur EMA alle unerwünschten Wirkungen angesehen, für die ein ursächlicher Zusammenhang mit der Einnahme des Medikamentes zumindest als plausibel erscheint. Diese Definition führte aber paradoxerweise oft ihrerseits zu negativen Wirkungen, eben zu Nocebo-Effekten. Eine Studie zu Finasterid, einem Medikament gegen Prostatavergrößerung, illustriert dies deutlich: Wurden Patienten über mögliche sexuelle Funktionsstörungen als Nebenwirkung aufgeklärt, berichteten 43 % von Libidoverlust oder Erektionsstörungen. In der Gruppe, in der keine Aufklärung erfolgte, lag die Rate bei nur 15 %. Ähnliche Muster zeigen sich bei Antidepressiva, Statinen oder sogar nach der Gabe von wirkstofffreien Placebos – je ausführlicher die Liste der Nebenwirkungen, desto höher auch die Abbruchrate der Therapie. Dies hat erhebliche sozioökonomische Folgen: Geringe Adhärenz kostet Gesundheitssystemen Milliarden, weil Therapien vorzeitig abgebrochen oder unwirksame Alternativen gewählt werden.

3.1.3 Vom Labor zur Klinik: Nocebo-Effekte in der modernen Medizin

Heute ist der Nocebo-Effekt ein anerkanntes Phänomen in Forschung und Praxis. In klinischen Studien wird er zum Störfaktor: Patientinnen in Placebogruppen berichten oft Nebenwirkungen, die eigentlich nur in der Verumgruppe auftreten sollten – ausgelöst durch detailreiche Aufklärungsbögen, ein vermehrtes „in sich Hineinhorchen" seitens der Teilnehmenden oder die unbewusste Imitation von Symptomen anderer Versuchspersonen. Gleichzeitig kämpfen Ärzte mit einem ethischen Dilemma: Wie informiert man Patienten umfassend und ehrlich, ohne gleichzeitig Ängste zu schüren?

Lösungsansätze werden im weiteren Verlauf des Buches aufgezeigt. Diese reichen von sorgfältiger Kommunikation über die Berücksichtigung interindividueller Unterschiede u. a. in den Bereichen der Vorerfahrung mit Therapien, der Gesundheitskompetenz und den verschiedenen sozialen Strukturen bis hin zur verbesserten Gestaltung von Beipackzetteln.

3.1.4 Die Schattenseite der Aufklärung

Der Nocebo-Effekt ist eine unbeabsichtigte Konsequenz einer aufgeklärten Medizin. Er erinnert daran, dass Information nicht neutral ist – sie kann heilen, aber auch schaden. Während die Placebo-Forschung längst in Leitlinien einfließt, steht die systematische Erfassung des Nocebo-Effekts noch am Anfang. Hier ist zum einen eine deutliche Zunahme der Forschungsbemühungen gefragt und zum anderen eine Verbreitung der Bedeutung sowohl bei Beschäftigten im Gesundheitswesen als auch in der Allgemeinbevölkerung. Das Ziel sollte sein, durch die Kenntnis des Nocebo-Effektes sowohl aufseiten der Behandelnden als auch der Patienten eine Kommunikation zu ermöglichen, die Transparenz erzeugt, Patientenrechte wahrt und Nebenwirkungen gezielt reduziert. So kann es gelingen mit der Macht der Worte verantwortungsvoll umzugehen – damit das falsche Wort oder der Beipackzettel nicht zum Gegenspieler wird.

3.2 Wie entstehen Nocebo-Effekte?

Der Nocebo-Effekt entsteht, wenn negative Erwartungen und Ängste unerwünschte Symptome auslösen oder verstärken, oder die Wirksamkeit von Medikamenten oder Behandlungen mindern. Während der Placebo-Effekt positive Erwartungen nutzt, um Heilung zu fördern, zeigt der Nocebo-Effekt, wie sehr Furcht und Misstrauen den Körper belasten können. Seine Mechanismen sind komplex und reichen von neurobiologischen Prozessen bis zu psychosozialen Dynamiken.

Der Nocebo-Effekt spielt im klinischen Alltag und hinsichtlich der Beeinflussung des Behandlungserfolges vermutlich eine sogar noch größere Rolle als der Placebo-Effekt, doch seine neurobiologischen Mechanismen sind weit weniger aufgeklärt. Studien der letzten Jahre ermöglichen jedoch zunehmend Einblicke in die zugrunde liegenden Prozesse, wobei Nocebo-Effekte im Schmerzsystem bisher am besten erforscht sind. Einige neuronale Mechanismen verhalten sich gegenläufig zum Placebo-Effekt: So führt eine Reduktion von endogenen Opioiden und Dopamin zu einer verstärkten Schmerzsignalverarbeitung im Gehirn. Darüber hinaus existieren spezifische Nocebo-Mechanismen, etwa die durch negative verbale Suggestionen ausgelöste Angst vor Schmerzen. Diese aktiviert Cholezystokinin (CCK), einen Neurotransmitter, der die Schmerzübertragung verstärkt. Funktionelle Bildgebungsstudien zeigen auch eine verstärkte Aktivität in schmerzverarbeitenden Hirnarealen wie dem anterioren zingulären Kortex und der Inselrinde, die mit der subjektiven emotionalen Schmerzwahrnehmung assoziiert sind.

Parallel dazu löst die Erwartung von Schmerz eine Aktivierung des Stresssystems aus, was die Kortisolausschüttung steigert. Dies kann die Symptomwahrnehmung verstärken und wahrscheinlich zusätzlich die Erinnerungen an dieses unangenehme Ereignis festigen.

3.2 Wie entstehen Nocebo-Effekte?

Nocebo-Effekte entstehen, wie auch Placebo-Effekte, durch Lernprozesse und soziale Einflüsse:

1. Negative Informationen: die Aufklärung über Nebenwirkungen muss in der Regel Hinweise zu unerwünschten Symptomatiken und deren Häufigkeit enthalten, damit die Patientin diese einordnen kann, wenn sie auftreten. Diese wurden häufig in Studiensituationen ermittelt. Nicht selten werden medial z. B. durch soziale Medien bestimmte Nebenwirkungen besonders herausgegriffen und verbreitet. Nicht selten zeigen diese sich dann bei den Patienten häufiger, sodass es zu einer Zunahme von Therapieabbrüchen kommt.
2. Nocebo-Effekte können über die Verknüpfung von einem Reiz und einer körperlichen Reaktion erlernt werden. Ein bekanntes und leider nicht seltenes Beispiel ist die sogenannte antizipatorische Übelkeit bei Chemotherapien. Hierbei verbindet sich der typische Krankenhausgeruch, etwa der Geruch von Desinfektionsmitteln, mit den Nebenwirkungen einer Chemotherapie. Später kann dann alleinig der Krankenhausgeruch als erlernter Reiz Übelkeit auslösen – auch ohne Gabe einer Chemotherapie. Möglicherweise berichten Ihnen Patienten, dass bei jedweder Anwendung von Desinfektionsmitteln oder auch bereits beim Betreten einer Klinik oder Arztpraxis Übelkeit auftritt. Der zugrundeliegende Lernmechanismus ist die klassische Konditionierung (Konditionierung bedeutet übrigens frei übersetzt „Lernen", mehr dazu im Abschn. 2.3.4).
3. Wiederholte negative Erfahrungen prägen Erwartungen. Sollten vorhergehende Behandlungen zu keiner Besserung der Symptomatik oder sogar zu unangenehmen Nebenwirkungen geführt haben, kann sich dies auf aktuelle, insbesondere ähnlich anmutende Therapien übertragen. Dahinter steht das Lernen an Konsequenzen, auch operante Konditionierung genannt. Spürbar wird dies, wenn Patientinnen eine Therapie von vornherein ablehnen: *„Nein, Tropfen helfen mir grundsätzlich nicht!"*. Auf Nachfrage stellt sich oftmals heraus, dass sich die Ablehnung auf eine frühere negative Erfahrung, möglicherweise mit einem ganz anderen Präparat oder bei einer anderen Erkrankung beziehen. Hier ist einfühlsame Erklärungsarbeit zu den unterschiedlichen Wirkweisen oder Einsatzgebieten des Medikaments hilfreich.
4. Patienten können vielfältigste Symptome, die sie bei anderen beobachten, selbst erleben. So führte alleinig die Beobachtung einer erhöhten Schmerzempfindlichkeit bei anderen Menschen auch zu einer erhöhten Schmerzempfindlichkeit bei der beobachtenden Person. Diese Effekte werden auch als Beobachtungs- oder Modelllernen bezeichnet und spielen bei Schmerz, aber auch bei vielen anderen Symptomen eine Rolle.

Vom Labor zum Krankenbett

Nocebo-Effekte verdeutlichen, wie stark Psyche und Körper interagieren. Sie fordern die Medizin heraus, Aufklärung und Empathie in Einklang zu bringen: Wie informiert man Patienten, ohne Ängste zu schüren? Die Antwort liegt in einer „positiven Kommunikationskultur" – etwa durch ein realistisch-positives Framing und dem Fokus auf Therapieziele statt Risiken. Sie erinnern sich an die Vorschläge aus Abschn. 2.3.1. (Die Macht der Erwartung: Kommunikation als Schlüssel). So lässt sich verhindern, dass der Nocebo-Effekt zur selbsterfüllenden Prophezeiung wird und aufkommende negative Erwartungen besser eingeordnet werden.

3.3 Wenn Worte weh tun

Der Nocebo-Effekt ist ein unerwünschter Begleiter der modernen Medizin – ausgelöst nicht durch Wirkstoffe, sondern durch negative Erwartungen, ein falsches Wort oder eine unbedachte Bemerkung. Während Ärztinnen und Mitarbeitende im Gesundheitswesen verpflichtet sind, über Risiken aufzuklären, können genau diese Informationen ungewollt Symptome provozieren.

Das Paradox der Aufklärung

Das Patientenrechtegesetz fordert Transparenz. Zugleich zeigen Studien, dass detaillierte Risikohinweise Nocebo-Effekte verstärken. Ein Beispiel: Wurden Männer über mögliche Erektionsstörungen unter Betablockern aufgeklärt, berichteten 31 % davon – ohne Aufklärung nur 16 %. Ähnlich verhielt es sich bei Lumbalpunktionen: Nach Aufklärung über Kopfschmerzen als Nebenwirkung litten 47 % der Patienten daran; ohne Hinweis nur 8 %. Diese „selbsterfüllenden Prophezeiungen" werfen ethische Fragen auf: Wie vereint man das Recht auf Information mit dem hippokratischen Prinzip „primum non nocere" („Zu Allererst: Nicht schaden!")?

Wie Worte krank machen

Nocebo-Effekte werden durch negative Informationen ausgelöst, deren Wirkungen in der menschlichen Psychologie schon lange bekannt, deren biologische Ursachen jedoch noch weitgehend unverstanden sind:

- Framing-Effekt: Die Formulierung *„90 % vertragen das Medikament gut"* löst weniger Ängste aus als *„10 % haben Nebenwirkungen"*.
- Wiederholungen: Jede erneute Nennung von Risiken verstärkt die negative Erwartung, dass diese auftreten werden – selbst bei Routineeingriffen.

3.3 Wenn Worte weh tun

- Autoritätswirkung: Aussagen von Ärztinnen und anderen Fachleuten prägen sich ein. Die Warnung „*Das sticht jetzt!*" vor einer Blutabnahme verstärkt den Schmerz im Vergleich zu neutralen Formulierungen.

So wird die Gestaltung von Beipackzetteln zunehmend kritisch hinterfragt. Häufig besteht der überwiegende Teil der Informationen aus Hinweisen zu Nebenwirkungen oder möglichen Fehlanwendungen, damit sich der Hersteller juristisch absichern kann. Studien zeigen, dass grafische Darstellungen von Risiken (etwa Smileys statt Prozentzahlen) oder das Hervorheben des Nutzens Nocebo-Effekte reduzieren. In einigen Ländern wie Großbritannien werden zudem „patientenfreundliche" Beipackzettel getestet, die medizinische Fachbegriffe vermeiden und den Fokus auf die Therapieziele legen.

3.3.1 Strategien für eine Nocebo-arme Kommunikation

1. Positives Framing:
   Betonen Sie den Nutzen: „*Mit diesem Medikament habe ich positive Erfahrungen gemacht und es wird gut vertragen.*" Vermeiden Sie Negationen wie „*Die meisten Patienten haben keine Nebenwirkungen*" – die bewusste Wahrnehmung filtert das „keine" oft heraus.
2. Individualisierte Aufklärung:
   Fragen Sie nach Vorwissen: „*Was wissen Sie bereits über diese Behandlung?*" So vermeiden Sie überflüssige Wiederholungen, klären mögliche Missverständnisse auf und reduzieren Ängste.
3. Kombination von Risiko und Lösung:
   Koppeln Sie Nebenwirkungen mit Präventionsmaßnahmen: „*Wir desinfizieren die Haut sorgfältig, um Infektionen zu vermeiden.*"
4. Therapeutische Beziehung:
   Eine vertrauensvolle Patienten-Beziehung mildert Nocebo-Effekte. Zeigen Sie Empathie: „*Ich sehe, dass Sie Sorgen haben. Lassen Sie uns gemeinsam schauen, wie wir das beste Ergebnis erreichen.*"

Ethische Gratwanderung
Die Aufklärungspflicht steht im Spannungsfeld zwischen Autonomie und Fürsorge. Lösungsansätze:

- Informierte Zustimmung mit Fokus auf Nutzen: Heben Sie realistische Therapieziele hervor ohne Risiken zu verschweigen.

- Aufklärungsverzicht: Bei wiederholten Eingriffen kann auf erneute Risikohinweise verzichtet werden, wenn der Patient bereits informiert ist und dem zustimmt.
- Transparenz über Nocebo-Effekte: Klären Sie Patienten darüber auf, dass Ängste Symptome verstärken können – und bieten Sie offen Strategien dagegen an, z. B. Sorgen direkt ansprechen.

Fazit: Die Macht der Sprache respektieren
Nocebo-Effekte sind kein Zeichen von Schwäche, sondern Ausdruck der menschlichen Biologie. Beschäftigte im Gesundheitswesen tragen die Verantwortung, Worte bewusst einzusetzen – nicht als Werkzeug der Angst, sondern der Ermutigung. Indem Sie positive Erwartungen fördern und Risiken einfühlsam kommunizieren, können Sie die Therapietreue stärken und gleichzeitig dem hippokratischen Eid gerecht werden. Denn letztlich ist die beste Medizin eine, die nicht nur den Körper, sondern den ganzen Menschen im Fokus hat.

Der Mensch im Fokus 4

4.1 Das biopsychosoziale Modell

Das Biopsychosoziale Modell und die Behandlungserwartung von Patienten
„Der Blinddarm in Zimmer 10"
In den 1970er-Jahren formulierte der amerikanische Psychiater George L. Engel das **biopsychosoziale Modell** als Antwort auf die Grenzen des rein biomedizinischen Ansatzes (Abb. 4.1). Während die traditionelle Medizin zunehmend Krankheiten auf Zellschäden, Viren oder genetische Defekte reduzierte, erkennt das Modell von Engel an, dass Gesundheit und Krankheit aus dem Zusammenspiel biologischer, psychologischer und sozialer Faktoren entstehen. Diese Perspektive ist besonders relevant um zu verstehen, warum Patientinnen unterschiedlich auf Behandlungen reagieren, obwohl sie an derselben Erkrankung leiden – und warum ihre individuellen Erwartungen an eine Therapie in großem Maße über Erfolg oder Misserfolg mitentscheiden.

Das biopsychosoziale Modell: Eine Dreiecksbeziehung

1. Biologische Faktoren: Der Körper als Bühne
Biologische Prozesse bilden die Grundlage aller Erkrankungen. Gene, Hormone, Immunreaktionen oder neuronale Mechanismen bestimmen, wie der Körper auf Stress, Verletzungen oder Medikamente reagiert. Doch selbst hier spielen Erwartungen eine Rolle:

- Placebo- und Nocebo-Effekte: Die Erwartung einer Besserung kann die Freisetzung schmerzlindernder Endorphine auslösen (Placebo-Effekt), während Angst vor Nebenwirkungen Stresshormone wie Cortisol aktiviert (Nocebo-Effekt).

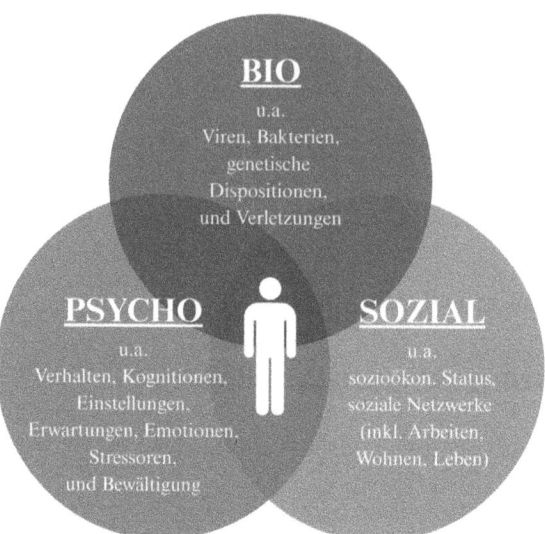

Abb. 4.1 Bei Gesundheit und Krankheit sind biologische, psychologische und soziale Faktoren bedeutsam. (Erstellt mit Canva)

Studien zeigen, dass allein der Glaube an ein Schmerzmittel dessen Wirkung verstärken kann – selbst bei identischer Dosis.
- Chronifizierung: Langanhaltende Symptome wie Schmerzen können sich „verselbstständigen". Sie können zentrale Prozesse wie den „Umbau" von Strukturen und Kommunikationswegen im Gehirn (neuronale Plastizität) aktivieren. Dadurch werdend die Symptome mehr und mehr unabhängig vom Auslöser. Einmal vorhanden, sind zentrale Schmerzen nur schwer kausal zu therapieren. Hier kann eine multimodale Schmerztherapie helfen, die neben medikamentösen, ergotherapeutischen und physiotherapeutischen Ansätzen auch verhaltenstherapeutische Maßnahmen wie Stressbewältigungsstrategien inkludiert. Zudem kommt der Schulung des Patienten eine große Bedeutung zu. Er wird zum Experten seiner Erkrankung, wobei das biopsychosoziale Schmerzmodell hierbei ein Baustein des Unterrichtes darstellt.

Beispiel

Beispiel Rückenschmerzen: Ein Bandscheibenvorfall (organisch) verursacht Schmerzen. Doch ob diese chronisch werden, hängt auch davon ab, wie das Gehirn Schmerzsignale verarbeitet – ein Prozess, den psychologische und soziale Faktoren prägen. ◄

2. Psychologische Faktoren: Die Macht der Gedanken und Gefühle
Die Psyche filtert und interpretiert körperliche Erfahrungen. Behandlungserwartungen werden geprägt durch:

- Vorwissen und Lernprozesse: Erwartungen an Therapien sind schwer voraussagbar und werden im Laufe des Lebens sehr individuell ausgebildet. Hierbei können emotionale Situationen wie zum Beispiel die schwere Erkrankung eines Angehörigen Annahmen über den Verlauf der eigenen Erkrankung verstärken. Dies kann dann sogar zu katastrophisierenden und dysfunktionalen Erwartungen führen, die der Therapie entgegenstehen.

Beispiel

Ein Patient, der von einer früheren Schmerzmittelinfusion im Rahmen eines Knochenbruches nur eine unzureichende Schmerzlinderung erlebt hat, steht dieser Therapie wahrscheinlich mit Vorbehalt gegenüber, obwohl es sich nur um die Behandlung eines akuten Rückenschmerzes handelt. So besteht die Möglichkeit, dass auch hier der Effekt unzureichend bleibt. ◄

- Emotionen: Angst und Sorgen verstärken die Schmerzwahrnehmung, während Zuversicht und Optimismus Schmerzen lindern können. Ein bestimmtes Persönlichkeitsprofil, das besonders hohe Placebo-Effekte zeigt, konnte jedoch bis heute nicht belegt werden. Negative Emotionen wie Angst und auch affektive Erkrankungen haben hingegen einen Einfluss auf die Erwartungshaltung. Man könnte annehmen, dass bei ängstlichen oder depressiven Menschen positive Erwartungen besonders niedrig und daher Placebo-Effekte geringer ausgeprägt sind. Dagegen spricht jedoch die Studienlage, dass sich unter einigen psychiatrischen Erkrankungen, insbesondere Depressionen und Angststörungen, stark ausgeprägte Placebo-Effekte bei den Untersuchten zeigen, während Zwangsstörungen und Schizophrenie eher schwächere Effekte aufweisen.

3. Soziale Faktoren: Das Umfeld als Verstärker
Gesundheit ist kein isoliertes Geschehen innerhalb eines Individuums, sondern wird von Beziehungen, Kultur und Gesellschaft geformt:

- Soziale Unterstützung: Patienten mit starkem Familienrückhalt oder einer vertrauensvollen Arzt-Patienten-Beziehung haben oft höhere Behandlungserwartungen und bessere Therapieergebnisse.

- Kulturelle Prägung: In Kulturen, die Schmerz bei bestimmten Personengruppen als „Schwäche" stigmatisieren, neigen Patienten dazu, Symptome herunterzuspielen – oder die Symptome werden nicht ernst genommen – was zu untertherapierten chronischen Leiden führen kann.
- Mediale Einflüsse: Berichte über „Wundermittel" oder „Therapieversagen" in sozialen Medien prägen kollektive Erwartungen. Der „Biosimilar-Effekt" zeigt: Werden Patienten von einem teuren Biologikum auf ein günstigeres, aber ebenso effektives Biosimilar umgestellt, steigt die Abbruchrate – nicht wegen Wirkunterschieden, sondern wegen Misstrauen und der Sorge, ein billiges und damit schlechteres Präparat zu erhalten.

Beispiel

Ein Arbeitnehmer mit Rückenschmerzen arbeitet in einem Betrieb, der Überstunden glorifiziert (sozialer Stress). Seine Angst vor Jobverlust (psychologisch) führt zu Muskelverspannungen (biologisch), die die Schmerzen zementieren. ◄

▶ **Hinweis**
Die Behandlungserwartung: Schnittstelle aller drei Ebenen
  Die Erwartungen eines Patienten an eine Therapie sind nie neutral. Sie entstehen aus der Wechselwirkung von:

1. Körperlichen Erfahrungen (z. B. frühere Nebenwirkungen),
2. Mentalen Mustern (z. B. Katastrophisieren: „Das wird nichts bringen."),
3. Sozialen Narrativen (z. B. Familienmythen wie „Bei uns wirken Antibiotika nie.").

Folgen unerfüllter Erwartungen:

- Non-Adhärenz: Patienten setzen Medikamente aus oder komplett ab, wenn die Wirkung nicht den (oft fehlinformierten oder unrealistischen) Vorstellungen entspricht.
- Chronifizierung: Negative Erwartungen senken die Schmerztoleranz und fördern Teufelskreise aus Schonverhalten und negativer Stimmungslage.

4.1 Das biopsychosoziale Modell

Klinische Anwendung: Vom Modell zur Praxis
Das biopsychosoziale Modell verlangt von Pflegenden, Ärztinnen und Therapeutinnen, ganzheitlich zu handeln:

1. Biologisch: Klärung körperlicher Ursachen, aber auch Aufklärung über Placebo/Nocebo-Effekte („*Ihre Einstellung kann die Wirkung beeinflussen.*").
2. Psychologisch: Ressourcenorientierte Gespräche („*Was hat Ihnen in der Vergangenheit geholfen?*"), kognitive Umstrukturierung von Ängsten.
3. Sozial: Einbeziehung von Angehörigen, Arbeitsplatzanpassungen oder Vernetzung mit Selbsthilfegruppen.

Beispiel

Frau M., 52, leidet unter einer Migräne.
Biologisch: Erhöhte Aktivität der Hirnrinde – Verschreibung eines Triptans zur Akuttherapie.
Psychologisch: Schlafmangel und Stress wirken als Trigger – Aufklärung über die Zusammenhänge, Information über richtige Schlafhygiene und Entspannungstraining.
Sozial: Gespräch mit dem Arbeitgeber über flexible Pausen bei Attacken und Reduktion von nächtlichen Arbeitszeiten.
Ergebnis: Ihre Erwartung, „selbstwirksam" zu sein, reduziert die Anfallshäufigkeit. ◄

Fazit: Medizin als Beziehungswissenschaft
Das biopsychosoziale Modell entmystifiziert Behandlungserwartungen nicht als „Einbildung", sondern erklärt sie als natürliche Folge unserer Vernetzung aus Körper, Geist und Umwelt. Es fordert eine Medizin, die:

- Empathisch kommuniziert, um Nocebo-Effekte zu minimieren,
- Positive Erwartungen nutzt, um Placebo-Effekte zu maximieren,
- Ressourcen aktiviert, statt nur Defizite zu behandeln,
- Soziale Systeme einbindet, um Heilung nachhaltig zu machen.

4.2 Positive Vorbilder – *role models*

Studien zeigen, dass sich durch Geschichten das Verhalten und die Gesundheit positiv beeinflussen lassen: In einer US-Studie wurden Afroamerikaner mit Bluthochdruck untersucht. Allein durch das Ansehen von Videos, in denen Patienten ihre Erfahrungen teilten, konnte die Versuchsgruppe ihren systolischen Blutdruck im Mittel um 10 mmHg senken, während die Gruppe, die in den Videos nur über Bluthochdruck informiert wurde, kaum Effekte zeigte

Die Identifikation mit den *role models* oder vertrauensvollen Personen aus den Videos reduzierte kognitiven Widerstand und motivierte zur Verhaltensänderung.

Authentizität und das „Warum"
Erfolgreiche Geschichten benötigen Echtheit. Beispielsweise waren in derselben Studie nachgespielte Patientengeschichten durch Schauspieler weniger wirksam – echte Erzählende überzeugten durch ihre Glaubwürdigkeit. Simon Sinek (Britisch-US-Amerikanischer Schauspieler und Autor) betont in seinem Werk „Start with why" zudem das „Warum": Eine überzeugende Story beginnt mit der klaren Motivation des Erzählers und muss die Lebensrealität der Zielgruppe spiegeln.

Zuhören und Empathie stärken
Trotz gesetzlicher Lockerungen (z. B. erlaubte Krankengeschichten in der Werbung) ist der Einsatz von Patientengeschichten (das Storytelling) in der Medizin nur wenig verbreitet. Das „Medical Storytelling Program" am Massachusetts General Hospital setzt hier an: Durch literarische Werke lernen Teilnehmende, Emotionen und Sorgen zu erkennen – eine Fähigkeit, die im Patientengespräch essenziell ist. Im vollen Arbeitsalltag ist es dann die Kunst, gezielt Zeit für das Erzählen und Zuhören zu schaffen.

> **Die Wissenschaft dahinter: Spiegelneurone** Die Entdeckung der Spiegelneurone im Gehirn war eine Sensation. Sie kann einen Erklärungsansatz bieten, warum Geschichten wirken: Sie werden bei eigenem Erleben aktiviert, aber ebenso wenn das Erleben bei anderen „nur" beobachtet wird. Sie scheinen Empathie und Imitation zu ermöglichen, indem sie uns Handlungen und Emotionen anderer „miterleben" lassen. Dies kann eine neurobiologische Erklärung sein, wie Rollenvorbilder durch Storytelling Verhaltensänderungen und Placebo-Effekte fördern können.

Fazit Authentische Geschichten, verbunden mit Empathie und klaren Handlungsempfehlungen, schaffen positive Rollenmodelle – ein wirksames Werkzeug für die patientenzentrierte Medizin.

4.3 Stärkung der Gesundheitskompetenz

Gesundheitskompetenz und Selbstwirksamkeit sind zentrale Faktoren, die maßgeblich zur Gesundheit und zum Wohlbefinden einer Person beitragen. Sie ermöglichen es Individuen, ihre Gesundheit aktiv zu überwachen und zu pflegen, was wiederum entscheidend für die Prävention von Krankheiten und die effektive Behandlung von Gesundheitsproblemen ist.

Gesundheitskompetenz umfasst dabei die Fähigkeit, Informationen über Gesundheit und Krankheit zu verstehen, zu bewerten und auf dieser Grundlage fundierte Entscheidungen zu treffen. Sie beinhaltet auch die Fähigkeit, Gesundheitsrisiken zu erkennen und zu vermeiden sowie angemessene Gesundheitsdienstleistungen zu nutzen. Ohne diese Kompetenz ist es schwierig, die richtigen Weichen für die eigene Gesundheit zu stellen.

Die Selbstwirksamkeit hingegen ist die Überzeugung, dass man selbst in der Lage ist, Ziele zu erreichen und Probleme zu lösen. Diese innere Überzeugung ist entscheidend für die Motivation und das Engagement, um auch ein positives Gesundheitsverhalten zu fördern.

Zur Stärkung der Gesundheitskompetenz und Selbstwirksamkeit, gibt es verschiedene effektive Maßnahmen:

1. Gesundheitsbildung
Die Vermittlung von Wissen über Gesundheit und Krankheit ist ein grundlegender Baustein. Gesundheitsbildung fördert nicht nur das Verständnis von Gesundheitsinformationen, sondern unterstützt auch die Entwicklung von Fähigkeiten, um gesundheitsschonendes Verhalten zu praktizieren. Schulen, Gemeinden und Arbeitgeber können hier ebenso wie Krankenhäuser und Gesundheitseinrichtungen eine wichtige Rolle spielen, indem sie Bildungsprogramme anbieten, die Menschen aller Altersgruppen erreichen. Einige Krankenhäuser bieten hierzu Patienteninformationszentren oder gezielte Websiteinformationen (z. B. www.treatmentexpectation.de/entdecken-mitmachen). Unterstützen Sie Ihre Patientinnen, indem Sie relevante Informationen sammeln und diese Ihren Patientinnen zur Verfügung stellen.

2. Gesundheitsförderung

Die Förderung eines gesunden Lebensstils durch geeignete Maßnahmen ist unerlässlich. Dazu gehören Kampagnen zur Aufklärung über Risikofaktoren wie Rauchen, ungesunde Ernährung und mangelnde Bewegung. Zudem können Gemeinschaftsprogramme, die sportliche Aktivitäten oder gesunde Ernährung fördern, dazu beitragen, dass Menschen ihre Gesundheit aktiv in die Hand nehmen und wahrnehmen, dass sie hierbei nicht allein sind.

3. Gesundheitsdienstleistungen

Zugängliche und verständliche Gesundheitsdienstleistungen sind entscheidend, um Menschen bei der Umsetzung ihrer Gesundheitsziele zu unterstützen. Dazu gehören unter anderem die Bereitstellung von Informationsmaterialien, Beratungsangeboten und Präventionsprogrammen. Gesundheitsfachkräfte sollten Patienten nicht nur behandeln, sondern auch dazu anregen, aktiv an ihrer Gesundheit zu arbeiten.

Zusammenfassend lässt sich sagen, dass die Stärkung von Gesundheitskompetenz und Selbstwirksamkeit ein zentraler Schlüssel zu einer gesünderen Gesellschaft ist. Durch gezielte Maßnahmen in Bildung, Förderung und Dienstleistung kann erreicht werden, dass Menschen ihre Gesundheit besser verstehen, pflegen und schützen. Dies wiederum kann auch die Erwartungshaltung von Therapien positiv beeinflussen und Nocebo-Effekte z. B. durch Falschinformationen reduzieren.

4.4 Gemeinsame Entscheidungsfindung, geteilte Verantwortung

In Zeiten von einem Überfluss an medialen Informationen zu Erkrankungen und Therapien erwarten Patientinnen häufig keine paternalistische Autorität durch Fachpersonen, die ihnen eine Therapie „verschreiben", sondern eine partnerschaftliche Aufklärung auf Augenhöhe. Das Prinzip der gemeinsamen Entscheidungsfindung (Shared Decision-Making; SDM) fordert Ärzte, aber auch Pflegende und weitere Fachpersonen dazu auf, evidenzbasierte Fakten verständlich zu vermitteln, diese in den Kontext von Laieninformationen zu bringen und gleichzeitig die persönlichen Werte, Ängste und Lebensumstände der Patientinnen ernst zu nehmen. Um dies zu können sollte der Patient ermutigt werden, Erwartungen und Überzeugungen über die Behandlung bzw. Therapie zu äußern.

4.4 Gemeinsame Entscheidungsfindung, geteilte Verantwortung

Eine informierte Patienten-Beteiligung stärkt nicht nur die Autonomie der Betroffenen, sondern vermeidet auch Fehlentscheidungen, die aus Misstrauen oder Unverständnis entstehen.

SDM ist ein Ansatz, der es Patienten ermöglicht, aktiv an der Entscheidungsfindung über ihre Behandlung zu beteiligen und damit auch individuelle Präferenzen berücksichtigt. Dies kann die Therapietreue von Patientinnen verbessern, indem es ihnen ermöglicht, ihre Erwartungen und Überzeugungen über ihre Behandlung zu äußern.

Die kognitive Beschäftigung mit den erhaltenen Informationen kann die Gesundheitskompetenz steigern und insbesondere das Gefühl der Selbstwirksamkeit stärken.

Fazit 5

5.1 Oh, schon vorbei? Zur Wirkdauer und wie sich Placebo-Effekte „haltbar" machen lassen

Placebo-Effekte sind keine einheitliche Reaktion, sondern variieren in ihrer Ausprägung und Dauer interindividuell sowie je nach Erkrankung und Kontext der Intervention. Placebo-Effekte treten bei Scheinbehandlungen auf, sind aber auch Teil jeder medikamentösen, operativen oder anderweitigen Behandlung, die das Ziel hat, Symptome zu mindern.

Aktuell gibt es keine Studien die primär zum Ziel haben, Methoden zur Verlängerung eines Placebo-Effektes zu prüfen. So kann nur indirekt Antwort darauf geben werden, wie sich diese „haltbar" machen lassen.

Vorhandene Studien zeigen folgende indirekte Schlüsselaspekte:

Placebo-Effekte sind wie in diesem Buch aufgezeigt bei vielen belastenden Beschwerden (z. B. Schmerz, Reizdarmsyndrom, Depression) zum Teil sehr langfristig wirksam. Sogar nach operativen Eingriffen wie einer Herzoperation konnte sechs Monate nach der Intervention eine anhaltende Verbesserung des subjektiven Wohlbefindens in der Gruppe nachgewiesen werden, bei der gezielt in ausführlichen Gesprächen eine positive Erwartungshaltung ausgelöst wurde (siehe Abschn. 2.3.1 PSY-HEART-I Studie). Auch objektive Messungen können noch lange nach Intervention durch positive Erwartungen verbessert sein. Dies war z. B. im Placebo-Arm einer Studie bei Patienten mit benigner Prostatahyperplasie beobachtbar. Dort war die Harnflussrate unter einer Placebo-Behandlung nach 4–6 Monaten maximal verbessert und hielt, wenn auch verringert, nach 12 Monaten weiterhin an.

Wichtig war in allen Studien, dass die Patienten die Erwartung aufrecht hielten. Entweder durch die studienbedingte Aufrechterhaltung der Verblindung oder eben durch die gezielte Intervention zur Schaffung einer positiven Erwartungshaltung durch Optimierung der Kommunikation, der Therapeutinnen-Patienten-Beziehung, aber auch der Behandlungsumgebung oder der Nutzung von Lernmechanismen wie das Beobachten von Therapiewirksamkeit.

▶ Es ist anzunehmen, dass Placebo-Effekte so lange wirken, wie auch die positive Erwartung besteht.

Um für die Lesenden dieses Buches Placebo-Effekte „haltbar" zu machen, möchten wir die wichtigsten Informationen kurz zusammengefasst aufführen.
Weithin finden Sie einen herunterladbares PDF am Ende dieses Buches.

1. Therapeutische Beziehung stärken

- Empathie zeigen: Eine warme, zugewandte Kommunikation und ggf. körperliche Berührung (z. B. Handauflegen) stärken die Therapeutinnen-Patienten-Beziehung.
- Gemeinsame Ziele setzen: Binden Sie Patienten aktiv in die Therapiewahl (Shared-Decision-Making) und das Monitoring des „Heilungsprozesses" ein, z. B. durch Berichte von erreichten Vorhaben.

2. Kontext und Glaubwürdigkeit optimieren

- Therapie visualisieren: Klären Sie anschaulich über Erkrankung und Nutzen der Therapie bzw. die Wirkungsweise auf. Ermöglichen Sie, dass Wirkmechanismen verstanden und Medikamente bewusst eingenommen werden.
- Umgebungsgestaltung und eigene Wirkung: Optimieren Sie die Raumgestaltung und denken Sie neben dem gesprochenen Wort auch an die nonverbale Kommunikation.
- Beachten Sie die Individualität des Patienten und den kulturellen Hintergrund. – Passen Sie Ihre Erklärungsmodelle an: Verwenden Sie Erklärungen, die zur Sprache und Weltbild des Patienten passen (z. B. „Die Polizei in deinem Körper ist stark. Sie kann Eindringlinge wie Viren erkennen und bekämpfen. Dafür braucht sie jedoch manchmal ein paar Tage Zeit" bei jungen Patienten.

3. Positive Erwartungshaltung fördern

- Vorerfahrungen und Einstellung erkennen: Identifizieren Sie Patienten, die sich z. B. durch negative Vorerfahrungen nicht frei auf die Therapie einlassen können und räumen Sie mehr Zeit für das Gespräch ein.
- Erfolgsgeschichten teilen: Nutzen Sie Gelingensbilder und Beobachtungslernen, um Heilungserfahrungen anderer Patienten zu vermitteln.
- Placebo-Effekte als „körpereigene Apotheke" framen: Betonen Sie, dass der Körper eigene Ressourcen mobilisiert und selbst Symptome beeinflussen kann – dies stärkt das Selbstwirksamkeitserleben. So hat der menschliche Körper Opioidrezeptoren nicht deshalb „ausgebildet", damit dafür eines Tages passende Medikamente entwickelt werden, sondern weil er selbst in der Lage ist, Opioide herzustellen, um Schmerzen zu lindern.

4. Konditionierung und schrittweise Reduktion

- Bedingte Reize nutzen: Kombinieren Sie z. B. medikamentöse Erkältungstherapien mit physikalischen Reizen (z. B. wohltuende Gerüche, oder ein Entspannungsbad), um Effekte der klassischen Konditionierung zu nutzen.
- Die gezielte Aufklärung über nachgewiesene Lerneffekte des Körpers auf Therapien ermöglichen unter Umständen und im geeigneten Kontext ein Dosisreduktion ohne einen Verlust der Wirksamkeit.

5. Wiederholung und Ritualisierung

- Regelmäßige „Booster": Kurze Auffrischungsinterventionen (z. B. im Rahmen von ambulanten Wiedervorstellungen) erhalten den Effekt und die Stärke der Beziehung.
- Alltagsrituale schaffen: Erarbeiten Sie mit dem Patienten für ihn passende Rituale oder symbolische Elemente (z. B. Atmen Sie vor dem Beginn der Arbeit bewusst tief ein und aus. Spüren Sie wie das Stresslevel sinkt und damit häufig auch ihr Blutdruck.)

Limitationen beachten

- Diese Empfehlungen sind natürlich nicht als Ersatz – sondern als wichtige Ergänzung einer leitliniengerechten Therapie zu sehen! Dabei wirken Placebo-Effekte insbesondere bei subjektiven Symptomen wie Schmerz, Juckreiz, Übelkeit oder Fatigue. Sie können aber keinen Knochenbruch heilen, kein Narkosemedikament ersetzen oder keine Erkrankungen wie Krebs oder Parkinson aufhalten.
- Ethische Transparenz: Keine Täuschung mit oder ohne Placebos. Um es klar zu sagen: der Einsatz von Placebos, die der Patient für echte Medikamente hält, ist im klinischen Alltag nicht tragbar. Dies hätte nicht nur fatale juristische und ethische Implikationen. Im schlimmsten Fall würde dies die Therapeutinnen-Patienten-Beziehung als eine wichtige Säule der Behandlung gefährden. Aber Placebo-Effekte (nicht die Placebos) sind jeder medizinischen Behandlung eigen und können durch Kommunikation und Beziehung unterstützt und verstärkt werden. Im Rahmen einer guten Beziehung kann auch für gewisse Aspekte vom Recht auf Nichtwissen Gebrauch gemacht werden, wenn es denn dem Therapieziel nützt und nicht gefährdend ist. Generell soll es um eine authentische, gute, am individuellen Patienten ausgerichtete Information gehen und NICHT um Täuschung, die Induktion von unrealistischen Erwartungen oder falschen Hoffnungen.

5.2 Allerletzte Worte

Liebe Leserin, lieber Leser, damit sind wir am Ende des Buches angekommen. Was passiert als Nächstes? Uns ist es wichtig, dass dieses Buch keine kommunikative „Einbahnstraße" bleibt. Wir bemühen uns auch im Rahmen unseres Sonderforschungsbereichs, sowohl mit Patientinnen und Patienten – hier unter anderem über einen Patientenbeirat – als auch mit Mitarbeitenden im Gesundheitswesen in Austausch und Diskussion zu gehen. So möchten wir weiter daran arbeiten, Handlungsempfehlungen und wissenschaftliche Evidenz möglichst optimal miteinander zu verbinden. Wir sind daher für Ihre Rückmeldungen dankbar, wenn sich unsere Gedankenanstöße und Tipps als wenig praktikabel oder aber als hilfreich herausgestellt haben, wenn Sie Vorschläge für inhaltliche Ergänzungen haben oder selbst Beispiele für Placebo- oder Nocebo-Effekte in Ihrer Berufspraxis erlebt haben, die Sie teilen möchten. Wir sind uns auch bewusst, dass die Umsetzung unserer An-

5.2 Allerletzte Worte

regungen nicht immer einfach ist und nicht für jegliche Situation passend. Auch hierzu sind wir für Kritik und Anregungen dankbar, ebenso wie zu diesem Buch.

Bitte schreiben Sie uns Ihre Meinung an meinegeschichte@erwartungseffekte.de

Was Sie aus diesem *essential* mitnehmen können

- Erwartungen sind Teil einer jeder Behandlung und sie können gezielt beeinflusst werden.
- Placebo- und Nocebo-Effekte lösen nachweisbare physiologische Veränderungen aus und sind keine „Einbildung".
- Durch gezielte Kommunikation sowie eine starke Therapeuten-Patienten Beziehung, kann die „körpereigene Apotheke" aktiviert und Nocebo-Effekte verringert werden.
- Auch die Behandlungsumgebung sowie verschiedene Lernmechanismen tragen zu den Erwartungseffekten bei und sollten daher Beachtung finden.

Literatur

Beecher, H. K. (1955). The powerful placebo. *Journal of the American Medical Association, 159*(17), 1602–1606. https://doi.org/10.1001/jama.1955.02960340022006.

Benedetti, F., Amanzio, M., Casadio, C., Oliaro, A., & Maggi, G. (1997). Blockade of nocebo hyperalgesia by the cholecystokinin antagonist proglumide. *Pain, 71*(2), 135–140. https://doi.org/10.1016/S0304-3959(97)03346-0.

Benedetti, F., Amanzio, M., Vighetti, S., & Asteggiano, G. (2006). The biochemical and neuroendocrine bases of the hyperalgesic nocebo effect. *Journal of Neuroscience, 26*(46), 12014–12022. https://doi.org/10.1523/JNEUROSCI.2947-06.2006.

Benedetti, F., Frisaldi, E., Barbiani, D., Camerone, E., & Shaibani, A. (2020). Nocebo and the contribution of psychosocial factors to the generation of pain. In *Journal of Neural Transmission* (Vol. 127, Issue 4, pp. 687–696). Springer. https://doi.org/10.1007/s00702-019-02104-x.

Benedetti, F., Thoen, W., Blanchard, C., Vighetti, S., & Arduino, C. (2013). Pain as a reward: Changing the meaning of pain from negative to positive co-activates opioid and cannabinoid systems. *Pain, 154*(3), 361–367. https://doi.org/10.1016/j.pain.2012.11.007.

Bingel, U., Wanigasekera, V., Wiech, K., Mhuircheartaigh, R. N., Lee, M. C., Ploner, M., & Tracey, I. (2011). The effect of treatment expectation on drug efficacy: Imaging the analgesic benefit of the opioid remifentanil. *Science Translational Medicine, 3*(70). https://doi.org/10.1126/scitranslmed.3001244.

Bingel, U., Wanigasekera, V., Wiech, K., Mhuircheartaigh, R. N., Lee, M. C., Ploner, M., & Tracey, I. (2011). The effect of treatment expectation on drug efficacy: Imaging the analgesic benefit of the opioid remifentanil. *Science Translational Medicine, 3*(70). https://doi.org/10.1126/scitranslmed.3001244.

Bokhour, B. G., Fix, G. M., Gordon, H. S., Long, J. A., DeLaughter, K., Orner, M. B., Pope, C., & Houston, T. K. (2016). Can stories influence African-American patients' intentions to change hypertension management behaviors? A randomized control trial. *Patient Education and Counseling, 99*(9), 1482–1488. https://doi.org/10.1016/j.pec.2016.06.024.

Brody, H., Colloca, L., & Miller, F. G. (2012). The placebo phenomenon: Implications for the ethics of shared decision-making. In *Journal of General Internal Medicine* (Vol. 27, Issue 6, pp. 739–742). J Gen Intern Med. https://doi.org/10.1007/s11606-011-1977-1.

Bschor, T., Nagel, L., Unger, J., Schwarzer, G., & Baethge, C. (2024). Differential Outcomes of Placebo Treatment Across 9 Psychiatric Disorders: A Systematic Review and Meta-Analysis. *JAMA Psychiatry*, *81*(8), 757–768. https://doi.org/10.1001/jamapsychiatry.2024.0994.

Colloca, L., & Benedetti, F. (2009). Placebo analgesia induced by social observational learning. *Pain*, *144*(1–2), 28–34. https://doi.org/10.1016/j.pain.2009.01.033.

Daniels, A. M., & Sallie, R. (1981). HEADACHE, LUMBAR PUNCTURE, AND EXPECTATION. In *The Lancet* (Vol. 317, Issue 8227, p. 1003). Lancet. https://doi.org/10.1016/S0140-6736(81)91771-2.

de la Fuente-Fernández, R., Ruth, T. J., Sossi, V., Schulzer, M., Calne, D. B., & Stoessl, A. J. (2001). Expectation and Dopamine Release: Mechanism of the Placebo Effect in Parkinson's Disease. *Science*, *293*(5532), 1164–1166. https://doi.org/10.1126/science.1060937.

Engel, G. L. (1977). The need for a new medical model: A challenge for biomedicine. *Science*, *196*(4286), 129–136. https://doi.org/10.1126/science.847460.

Evers, A. W. M., Colloca, L., Blease, C., Annoni, M., Atlas, L. Y., Benedetti, F., Bingel, U., Büchel, C., Carvalho, C., Colagiuri, B., Crum, A. J., Enck, P., Gaab, J., Geers, A. L., Howick, J., Jensen, K. B., Kirsch, I., Meissner, K., Napadow, V., ... Kelley, J. M. (2018a). Implications of placebo and nocebo effects for clinical practice: Expert consensus. *Psychotherapy and Psychosomatics*, *87*(4), 204–210. https://doi.org/10.1159/000490354.

Frisaldi, E., Shaibani, A., Benedetti, F., & Pagnini, F. (2023). Placebo and nocebo effects and mechanisms associated with pharmacological interventions: An umbrella review. *BMJ Open*, *13*(10). https://doi.org/10.1136/bmjopen-2023-077243.

Gao, R., Guo, H., Li, F., Liu, Y., Shen, M., Xu, L., Yu, T., & Li, F. (2022). The effects of health behaviours and beliefs based on message framing among patients with chronic diseases: A systematic review. In *BMJ Open* (Vol. 12, Issue 1). BMJ Publishing Group. https://doi.org/10.1136/bmjopen-2021-055329.

Gesundheitskompetenz l BMG. (n.d.-b). BMG. https://www.bundesgesundheitsministerium.de/gesundheitskompetenz.html

Hammel, S. (2024). Storytelling in Medicine—Rowing Upwards. In: Learning Therapeutic Storytelling. Springer, Berlin, Heidelberg. https://doi.org/10.1007/978-3-662-69110-6_12

Hansen, B. J., Meyhoff, H. H., Nordling, J., Mensink, H. J. A., Mogensen, P., & Larsen, E. H. (1996). Placebo effects in the pharmacological treatment of uncomplicated benign prostatic hyperplasia. *Scandinavian Journal of Urology and Nephrology*, *30*(5), 373–377. https://doi.org/10.3109/00365599609181313.

Heilmann, C. M. (2011b). Körpersprache richtig verstehen und einsetzen. Ernst Reinhardt Verlag.

How to prepare and review a summary of product characteristics l European Medicines Agency (EMA). (2023, August 30). European Medicines Agency (EMA). https://www.ema.europa.eu/en/human-regulatory-overview/marketing-authorisation/product-information-requirements/how-prepare-review-summary-product-characteristics

Howard, J. P., Wood, F. A., Finegold, J. A., Nowbar, A. N., Thompson, D. M., Arnold, A. D., Rajkumar, C. A., Connolly, S., Cegla, J., Stride, C., Sever, P., Norton, C., Thom, S. A. M.,

Literatur

Shun-Shin, M. J., & Francis, D. P. (2021). Side Effect Patterns in a Crossover Trial of Statin, Placebo, and No Treatment. *Journal of the American College of Cardiology*, *78*(12), 1210–1222. https://doi.org/10.1016/j.jacc.2021.07.022.

Jahresberichte - ZEW Mannheim. (n.d.). App Title. https://www.zew.de/publikationen/zew-periodika/zew-jahresbericht

Jonas, W. B., Crawford, C., Colloca, L., Kaptchuk, T. J., Moseley, B., Miller, F. G., Kriston, L., Linde, K., & Meissner, K. (2015). To what extent are surgery and invasive procedures effective beyond a placebo response? A systematic review with meta-analysis of randomised, sham controlled trials. *BMJ Open*, *5*(12). https://doi.org/10.1136/bmjopen-2015-009655.

Kaptchuk, T. J., & Miller, F. G. (2015). Placebo Effects in Medicine. *New England Journal of Medicine*, *373*(1), 8–9. https://doi.org/10.1056/nejmp1504023.

Kaptchuk, T. J., Friedlander, E., Kelley, J. M., Sanchez, M. N., Kokkotou, E., Singer, J. P., Kowalczykowski, M., Miller, F. G., Kirsch, I., & Lembo, A. J. (2010). Placebos without deception: A randomized controlledtrial in irritable bowel syndrome. *PLoS ONE*, *5*(12). https://doi.org/10.1371/journal.pone.0015591.

Klinger, R., Soost, S., Flor, H., & Worm, M. (2007). Classical conditioning and expectancy in placebo hypoalgesia: A randomized controlled study in patients with atopic dermatitis and persons with healthy skin. *Pain*, *128*(1), 31–39. https://doi.org/10.1016/j.pain.2006.08.025.

Kravvariti, E., Kitas, G. D., Mitsikostas, D. D., & Sfikakis, P. P. (2018). Nocebos in rheumatology: emerging concepts and their implications for clinical practice. In *Nature Reviews Rheumatology* (Vol. 14, Issue 12, pp. 727–740). Nature Publishing Group. https://doi.org/10.1038/s41584-018-0110-9.

Kunkel, A., & Bingel, U. (2023). Placebo effects in analgesia: Influence of expectations on the efficacy and tolerability of analgesic treatment. *Schmerz*, *37*(1), 59–71. https://doi.org/10.1007/s00482-022-00685-3.

Kurz, C. (2025). Heilende Architektur: Bedürfnisse berücksichtigen. Deutsches Ärzteblatt 2025, 122(6): A-316

Levine, J. D., Gordon, N. C., & Fields, H. L. (1978). THE MECHANISM OF PLACEBO ANALGESIA. *The Lancet*, *312*(8091), 654–657. https://doi.org/10.1016/S0140-6736(78)92762-9.

Licciardone, J. C., Tran, Y., Ngo, K., Toledo, D., Peddireddy, N., & Aryal, S. (2024). Physician Empathy and Chronic Pain Outcomes. *JAMA Network Open*, *7*(4), E246026. https://doi.org/10.1001/jamanetworkopen.2024.6026.

Matsingos, A., Wilhelm, M., Noor, L., Yildiz, C., Rief, W., Hofmann, S. G., Falkenberg, I., & Kircher, T. (2024). Hype or hope? High placebo response in major depression treatment with ketamine and esketamine: a systematic review and meta-analysis. In *Frontiers in Psychiatry* (Vol. 15). Frontiers Media SA. https://doi.org/10.3389/fpsyt.2024.1346697.

Michnevich, T., Pan, Y., Hendi, A., Oechsle, K., Stein, A., & Nestoriuc, Y. (2022). Preventing adverse events of chemotherapy for gastrointestinal cancer by educating patients about the nocebo effect: a randomized-controlled trial. *BMC Cancer*, *22*(1), 1008. https://doi.org/10.1186/s12885-022-10089-2.

Mondaini, N., Gontero, P., Giubilei, G., Lombardi, G., Cai, T., Gavazzi, A., & Bartoletti, R. (2007). Finasteride 5 mg and sexual side effects: How many of these are related to a

Nocebo phenomenon? *Journal of Sexual Medicine*, *4*(6), 1708–1712. https://doi.org/10.1111/j.1743-6109.2007.00563.x.

Muench, A., Giller, J., Morales, K. H., Culnan, E., Khader, W., Kaptchuk, T. J., McCall, W. v., & Perlis, M. L. (2023). Do Placebos Primarily Affect Subjective as Opposed to Objective Measures? A Meta-Analysis of Placebo Responses in Insomnia RCTs. In *Behavioral Sleep Medicine* (Vol. 21, Issue 4, pp. 500–512). Taylor and Francis Ltd. https://doi.org/10.1080/15402002.2022.2115046.

Pacheco-López, G., Engler, H., Niemi, M. B., & Schedlowski, M. (2006). Expectations and associations that heal: Immunomodulatory placebo effects and its neurobiology. *Brain, Behavior, and Immunity*, *20*(5), 430–446. https://doi.org/10.1016/j.bbi.2006.05.003.

Pavlov, I. P. (1927). Conditioned reflexes: an investigation of the physiological activity of the cerebral cortex. Oxford Univ. https://psycnet.apa.org/record/1927-02531-000.

Raicek, J. E., Stone, B. H., & Kaptchuk, T. J. (2012). Placebos in 19th century medicine: A quantitative analysis of the BMJ. *BMJ (Online)*, *345*(7888). https://doi.org/10.1136/bmj.e8326.

Rief, W., Shedden-Mora, M. C., Laferton, J. A. C., Auer, C., Petrie, K. J., Salzmann, S., Schedlowski, M., & Moosdorf, R. (2017). Preoperative optimization of patient expectations improves long-term outcome in heart surgery patients: Results of the randomized controlled PSY-HEART trial. *BMC Medicine*, *15*(1). https://doi.org/10.1186/s12916-016-0767-3.

Rossettini, G., Camerone, E. M., Carlino, E., Benedetti, F., & Testa, M. (2020). Context matters: the psychoneurobiological determinants of placebo, nocebo and context-related effects in physiotherapy. *Archives of Physiotherapy*, *10*(1), 11. https://doi.org/10.1186/s40945-020-00082-y.

Sachdev, A., Sharpe, I., Bowman, M., Booth, C. M., & Gyawali, B. (2023). Objective response rate of placebo in randomized controlled trials of anticancer medicines. *EClinicalMedicine*, *55*. https://doi.org/10.1016/j.eclinm.2022.101753.

Schedlowski, M., Enck, P., Rief, W., & Bingel, U. (2015). Neuro-bio-behavioral mechanisms of placebo and nocebo responses: Implications for clinical trials and clinical practice. In *Pharmacological Reviews* (Vol. 67, Issue 3, pp. 697–730). American Society for Pharmacology and Experimental Therapy. https://doi.org/10.1124/pr.114.009423.

Schwartz, M., Stuhlreyer, J., & Klinger, R. (2022). Seeing others is believing—analgesic placebo effects through observational learning? In *Schmerz* (Vol. 36, Issue 3, pp. 196–204). Springer Medizin. https://doi.org/10.1007/s00482-022-00646-w.

Scott, D. J., Stohler, C. S., Egnatuk, C. M., Wang, H., Koeppe, R. A., & Zubieta, J. K. (2007). Individual Differences in Reward Responding Explain Placebo-Induced Expectations and Effects. *Neuron*, *55*(2), 325–336. https://doi.org/10.1016/j.neuron.2007.06.028.

Silvestri, A. (2003). Report of erectile dysfunction after therapy with beta-blockers is related to patient knowledge of side effects and is reversed by placebo. *European Heart Journal*, *24*(21), 1928–1932. https://doi.org/10.1016/j.ehj.2003.08.016.

Stellungnahme des Wissenschaftlichen Beirats der Bundesärztekammer „Placebo in der Medizin". (2010). Deutsches Ärzteblatt International, 8583.

Ulrich, R. S. (1984). View through a window may influence recovery from surgery. *Science*, *224*(4647), 420–421. https://doi.org/10.1126/science.6143402.

Watzlawick, P., Beavin, J., & Jackson, D. (2016). Menschliche kommunikation: Formen, Störungen, Paradoxien. Hogrefe AG.

Wilhelm, M., Hermann, C., Rief, W., Schedlowski, M., Bingel, U., & Winkler, A. (2024). Working with patients' treatment expectations – what we can learn from homeopathy. In *Frontiers in Psychology* (Vol. 15, p. 1398865). Frontiers Media SA. https://doi.org/10.3389/fpsyg.2024.1398865.

Wilhelm, M., Winkler, A., Rief, W., & Doering, B. K. (2016). Effect of placebo groups on blood pressure in hypertension: a meta-analysis of beta-blocker trials. *Journal of the American Society of Hypertension*, *10*(12), 917–929. https://doi.org/10.1016/j.jash.2016.10.009.

World Health Organization: WHO. (2024, August 5). Health literacy. https://www.who.int/news-room/fact-sheets/detail/health-literacy

World Medical Association (2013). World Medical Association declaration of Helsinki: Ethical principles for medical research involving human subjects. In *JAMA* (Vol. 310, Issue 20, pp. 2191–2194). American Medical Association. https://doi.org/10.1001/jama.2013.281053.

Zum Weiterlesen

Bücher

Bingel, U., Schedlowski, M., Kessler, H. Placebo 2.0 – Die Macht der Erwartung. (2019). Rüffer & Rub, Zürich.

Bundesärztekammer. Placebo in der Medizin. (2011). Deutscher Ärzte-Verlag.

C. Guijarro. A History of the Placebo. (2015). Neuroscience and History, 3(2):68–80.

GPSR Compliance
The European Union's (EU) General Product Safety Regulation (GPSR) is a set of rules that requires consumer products to be safe and our obligations to ensure this.

If you have any concerns about our products, you can contact us on

ProductSafety@springernature.com

In case Publisher is established outside the EU, the EU authorized representative is:

Springer Nature Customer Service Center GmbH
Europaplatz 3
69115 Heidelberg, Germany

www.ingramcontent.com/pod-product-compliance
Ingram Content Group UK Ltd.
Pitfield, Milton Keynes, MK11 3LW, UK
UKHW022236230426
12048UKWH00018BA/1284